Ziele nach dem Mond.
Selbst wenn du ihn verfehlst,
wirst du zwischen den Sternen landen.
Amerikanisches Sprichwort

Franz-Josef Wagner mit Cornelia Schäfer

Hinfallen, Aufstehen, Weitergehen

Recovery durch Selbsthilfe

PARANUS
im
Psychiatrie
Verlag

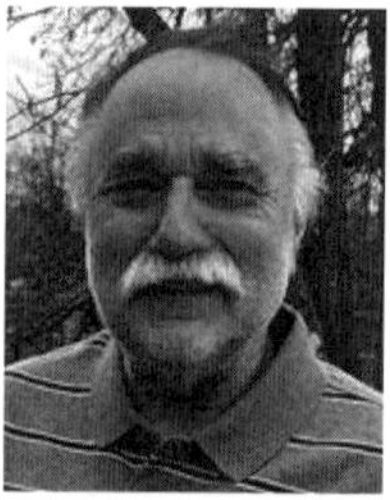

__Franz-Josef-Wagner__ ist Ingenieur, Kaufmann, Lebenskünstler und Aktivist für die Selbsthilfe seelische Gesundheit. Er ist Initiator von NetzG und Mitgründer des Deutschen Zentrums für psychische Gesundheit.

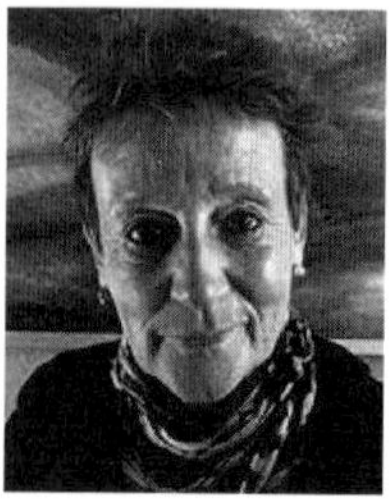

__Cornelia Schäfer__ ist freie Journalistin und eine der Moderatorinnen des Kölner Psychoseforums.

Wir danken unseren ideellen und finanziellen Unterstützern.

Pfalzklinikum

Stiftung für Seelische Gesundheit

DZPG
Deutsches Zentrum für Psychische Gesundheit

Landeskrankenhaus

netzGrlp
Landesnetzwerk Selbsthilfe seelische Gesundheit Rheinland-Pfalz e.V.

Stimmen von Weggefährten

Wandern: Wie dieses Buch entstand

Cornelia Schäfer

Franz-Josef und ich gehen nebeneinander. Wo er einen Schritt macht, muss ich – mit 1,57 m Körperlänge erheblich kleiner als mein Wegbegleiter – zweimal ausschreiten. Wir sind mit dem Eifelverein Trier unterwegs auf dem Moselhöhenweg über dem Weinort Mehring.

Brigitte, die Wanderführerin, dreht sich kurz zu ihrer Gruppe um: »Franz-Josef, bist du hinten?«

»Ja, bin da!«, ruft er zurück. Nachdem er vor zwölf Jahren dem Eifelverein beigetreten ist, hat er dies irgendwann zu seinem Amt gemacht: ganz hinten zu gehen und sicherzustellen, dass die Letzten nicht den Anschluss verlieren, besonders, wenn sich die Strecke zieht oder unwegsamer wird.

»Franz war mir von Anfang an sympathisch, weil er so hilfsbereit war«, erzählt Barbara, die wie die meisten hier mit Beginn des Ruhestandes in den Eifelverein gefunden hat. »Wenn es irgendwo den Berg hochgeht, hat er gewartet, hat hinten geguckt nach den etwas Schwächeren. Er ist auch ein guter Gesprächspartner und meistens lustig.«

Ich bin ganz Ohr, möchte auf dieser Wandertour, zu der Franz-Josef mich eingeladen hat, möglichst viel über ihn und sein Umfeld erfahren, denn wir haben uns verabredet, zusammen ein Buch zu schreiben. Mit 67 Jahren hat er nicht nur zigtausende Kilometer im Hunsrück, in der Eifel und anderswo wandernd zurückgelegt. Er ist vor allem einen Genesungsweg gegangen, den wir vor dem Hintergrund seiner Lebensgeschichte gemeinsam erkunden wollen. Mich interessiert: Wie ist es Franz-Josef nach jahrzehntelanger psychischer Erkrankung mit manischen und depressiven Phasen gelungen, in die Gemeinschaft mit anderen, ins sinnvolle Tun und, ja, auch ins Fühlen, Träumen und Glücklichsein zurückzukehren? Wie erklärt er sich sein Abgleiten in die Krisen? Wo steht, pardon, geht er jetzt, und was hilft ihm, nicht vom Weg abzukommen? Können andere von seinen Erfahrungen profitieren?

Nach dieser Tour auf dem Zitronenkrämerweg werden wir also zusammen in sein Leben aufbrechen. Als Journalistin werde ich fragen, zuhören und mit der gebotenen Sorgfalt nachbohren. Franz-Josef wird von seinen Erfahrungen berichten, erzählen, wie er sich an sein Erleben und Tun, die Zeiten und Umstände erinnert. Meine Aufgabe ist es, den Protagonisten bei der Annäherung an die Wahrheit seines Lebens zu unterstützen und ihm eine Stimme zu verleihen. In diesem Buch steht seine Sichtweise im Vordergrund, Franz-Josef erzählt seine Geschichte so, wie er sie erlebt hat, erinnert und deutet. Wegbegleiterinnen und -begleiter aus unterschiedlichen Lebensphasen steuern ihre Perspektiven bei, geben dem so gezeichneten Bild zusätzlich Kontur, auch wenn Lücken bleiben. So gelang es nicht, Antworten auf die Frage an Franz-Josefs Ex-Frau und seine Tochter zu erhalten, wie sie die psychische Erkrankung des Mannes und des Vaters erlebt haben, seinen Sohn konnten wir mangels Adresse gar nicht ansprechen. Aus Respekt vor ihrer Entscheidung haben wir für alle Mitglieder der Kölner Familie Pseudonyme verwendet (mit * gekennzeichnet) und ihre persönlichen Lebensumstände verfremdet.

Vor den Mitwandernden hat Franz-Josef seine Erkrankung nie verschwiegen. Am Anfang ist er von manchen sehr skeptisch betrachtet oder gar abgelehnt worden. Nach der jahrelangen Medikamenteneinnahme sei er aber auch nicht besonders schwingungsfähig gewesen, erinnert er sich an die Zeit vor zwölf Jahren. Einige aufgeschlossenere Mitwanderer haben ihm damals zum Glück Brücken gebaut, und mit jeder Tour hat die Distanz abgenommen. Barbara meint sogar: »Dadurch, dass Franz-Josef so authentisch ist, macht er einem Mut, auch mal über sich selbst etwas preiszugeben. Das kann sehr hilfreich sein.«

Auch die Mitarbeiterin eines Sozialpsychiatrischen Dienstes, die Franz-Josef mal betreut hat, ist heute mit von der Partie. Durch Zufall haben sich die beiden im Eifelverein wieder getroffen und sind seitdem schon manchen Kilometer im Gespräch nebeneinander hergegangen.

Wie fast alle hier schätzt Gisela am Wandern, dass der Dreiklang von Naturerleben, Bewegung und Gemeinschaft den Kopf frei macht und heiter stimmt. Für Menschen, die wie Franz-Josef tiefe Krisen erlebt haben, ist es auch eine Möglichkeit, buchstäblich wieder Boden unter den Füßen zu spüren. »Wenn du über Unebenheiten oder kleine Wasserläufe hinweggehst, wenn du einen Hang hochkletterst oder dich unter tief hängenden Zweigen bücken musst, dann lernst du wieder dich zu konzentrieren. Das Wandern erdet dich«, beschreibt er dessen wohltuende Wirkung.

Auch an Kondition hat Franz-Josef durch das Wandern enorm gewonnen. Die eigene Kraft zu spüren, macht ihm so viel Spaß, dass er manchmal Schlusslichter Schlusslichter sein lässt und ausschert. »Vor allem, wenn es steil wird, kriege ich Lust, mich mal richtig auszupowern. Dann laufe ich an den Leuten vorbei an die Spitze und weiter bis zum Gipfel, wo ich auf die anderen warte.«

Diese Lust an der Bewegung kenne ich auch – eine Gemeinsamkeit. Beim Tempo kann ich weniger mithalten. Aber ich bin Franz-Josef auf der Spur, und merke bald, dass es auch auf seinem Genesungsweg mal langsamer und mal schneller ging. Gemeinsam mit ihm will ich nachzeichnen, was ihn beflügelte oder hemmte. Dieses Innehalten wird uns hoffentlich helfen, unser Ziel zu erreichen, Betroffenen, Angehörigen, Psychiatrieprofis und allen interessierten Menschen zu zeigen: Genesung auch von schweren psychischen Erkrankungen ist möglich. Es lohnt sich, auf diesem Weg loszugehen und auch wenn's mal eng wird weiterzugehen.

Hinfallen, Aufstehen, Weitergehen

Franz-Josef Wagner

Woher, wohin

Vielleicht habe ich einen Hang zum Höheren. In meinen Manien war ich manchmal überzeugt davon, aus einem Adelsgeschlecht zu stammen. Oder ich glaubte, kurz vor der Ernennung zum UN-Generalsekretär zu stehen. Tatsächlich ging es auch in meinem wirklichen Leben eine Zeit lang steil bergauf. Ich war gerade im Begriff, beruflich so richtig Karriere zu machen, als ich in die Krankheit abstürzte.

Ursprünglich komme ich aus einfachen Verhältnissen. Meine Eltern waren Bauern. Sie hatten im Hochwalddorf Mandern einen kleinen Hof mit Vieh- und Landwirtschaft. Mein Vater war außerdem eine Zeit lang Gemeindediener. »Dorfschütz« hießen diese in alten Zeiten, sie zogen durch den Ort, läuteten eine Glocke und verkündeten Neuigkeiten.

Meine Familie lebte schon lange dort. Unser Haus, von dessen Außenwänden der Putz bröckelte, war alt. Wir hatten nichts, mit dem man hätte angeben können. Allerdings gehörte meinen Eltern ein Anteil am Gehöferschaftswald, und mein Vater war der Vorsitzende der Gehöferschaft, in dem die Nachfahren derjenigen zusammengeschlossen waren, die sich einstmals an der Rodung des Waldes beteiligt hatten.

Wir waren fünf Kinder. Ich bin der Älteste, 1955 geboren, und war nach allgemeiner Einschätzung der Liebling meiner Mutter. Vor mir hatte sie ein Kind tot zur Welt gebracht. Eine Schwester folgte 1957, ein Bruder 1960, meine jüngste Schwester wurde 1964 geboren und mein »kleiner« Bruder 1974 – Johannes war ein Nachzügler. Meine Geschwister und ich, meine Cousinen und Cousins sowie andere Kinder aus unserem Dorf spielten gern im Freien miteinander. Wir kickten auf der Wiese, spielten Verstecken in den offenen Schuppen und Scheunen des Dorfes oder Räuber und Gendarm im nahe gelegenen Wald Wiebelschied. Da auf einem Bauernhof immer viel zu tun ist, mussten wir aber auch schon früh mit anpacken. Bereits als Vierjähriger bin ich mit meinem Vater auf dem Traktor mitgefahren und habe ihm geholfen, Kartoffeln von Hand und mit der Maschine auszugraben. Manchmal rief er laut meinen Namen durchs Dorf, und dann musste ich mein Spiel abbrechen und mit ihm in den Stall oder aufs Feld. Ich erinnere mich an einen Tag, da war ich schon etwas älter und spielte in der C-Jugend des Dorfvereins Fußball. Mein Vater hatte mich zur Feldarbeit verpflichtet, obwohl ein wichtiges Spiel anstand. Ungeduldig wartete ich darauf, in meine Freizeit entlassen zu werden. Als mein Vater mich endlich ziehen ließ, flitzte ich zum Fußballplatz, wo das Spiel schon begonnen hatte, und schoss noch drei Tore.

Ich denke gern an meine Kindheit in diesem Dorf zurück, wo jeder jeden kannte und viele Familien miteinander verwandt waren. Da spürte man Zusammenhalt. Wenn eine Kuh kalbte oder ein Schwein geschlachtet wurde, half man einander.

Was mir auch gefiel, waren die Rituale der katholischen Kirche. Ich war Messdiener und mochte es, wenn wir am Palmsonntag den Einzug von Jesus in Jerusalem nachspielten oder uns, begleitet vom Kirchenchor, in der feierlichen Fronleichnamsprozession durch das Dorf bewegten. Wir wurden dafür besonders schön angezogen und streuten im Wald und auf den Wiesen gepflückte Blumen auf den Weg.

Trotzdem können diese Jahre nicht vollkommen unbeschwert gewesen sein. Ich war noch klein, vielleicht zwei, drei, höchstens vier Jahre alt, als ich an Kinderlähmung erkrankte, die in den 1950er-Jahren in Deutschland epidemisch auftrat. Über Nacht konnte ich damals meine Arme und Beine nicht mehr richtig bewegen. Meine Eltern erschraken, als ich mich plötzlich auf allen vieren eine Treppe hinaufschleppte. Sofort brachten sie mich mit dem Motorrad ins 35 km entfernte Trier, wo ich mehrere Monate im Krankenhaus der Borromäerinnen bleiben musste.

Die Kinderlähmung ist eine Virusinfektion. Sie geht mit Fieber, Schmerzen und Krämpfen einher, kann bleibende Lähmungen hervorrufen und sogar zum Tode führen. Manche Kinder mussten damals Tage oder sogar Wochen in der sogenannten Eisernen Lunge zubringen, um sie vor dem Ersticken zu bewahren. Vielleicht zu meinem Glück erinnere ich mich nicht mehr daran, wie es mir ging und welche Behandlung ich bekam. Ich weiß nur noch, dass ich auf der Isolierstation auf meinem Bett saß und von meinen Eltern, die zu Besuch gekommen waren, durch eine Glasscheibe getrennt war. Auch daran, dass ich Durst hatte, erinnere ich mich, und dass ich in meiner Not von dem abgestandenen Weihwasser trank, das regelmäßig zu unserer Segnung versprengt wurde.

Meine Eltern erzählten mir später, dass ich immer geschrien habe, wenn sie mir von der anderen Seite der Glasscheibe aus zuwinkten. Auch wenn man damals über die Bedeutung einer sicheren frühkindlichen Bindung noch wenig wusste, muss das für sie quälend gewesen sein. Wie ich selbst diese monatelange Trennung von meinen Eltern verkraftet habe, habe ich vergessen. Auch wie ich dann zu Hause wieder laufen lernte, kann ich heute nicht mehr sagen. Die Tochter einer Cousine meines Vaters soll mich damals zeitweise betreut haben.

Ebenfalls aus dieser Zeit stammt wahrscheinlich die Erinnerung, dass ich in meinem Bettchen liege, während meine Eltern auf dem Feld sind. Ich fühle mich allein und schaffe es irgendwie, aus dem Bett und über den Hühnerstall auf den Hof zu kommen, wo mich die Nachbarn in ihre Obhut nahmen. Sie fütterten mich und zogen mir etwas von ihren Söhnen an. Ich kann noch das Geborgenheitsgefühl in mir wachrufen, das mit dieser liebevollen Geste verbunden war.

Wenn ich überlege, dass ich später ein ziemlich guter Fußballspieler wurde und sogar ein Sportstudium ins Auge fasste, habe ich vielleicht schon an diesem frühen Punkt in meinem Leben die Zielstrebigkeit und Ausdauer entwickelt, von denen ich noch heute profitiere. Leicht kann das alles aber nicht gewesen sein. Ich war ein schüchterner Junge, der zuweilen von seiner jüngeren Schwester verteidigt werden musste. Auch war ich lange Zeit sehr dünn, da halfen selbst zahlreiche Klimmzüge am Reck nicht. Und während meine Schulkameraden schon in der Pubertät Freundinnen fanden, musste ich erst 19 Jahre alt werden, bis das bei mir auch klappte.

In der Schule konnte ich gut mithalten, nicht etwa, weil wir zu Hause beim Lernen unterstützt worden wären. Nein, meine Mutter, die von der luxemburgischen Grenze stammte, war als Kind während des Zweiten Weltkrieges mehrmals nach Kassel evakuiert worden, sodass sie kaum zur Schule gegangen war. Und mein Vater hatte, weil seine Eltern früh gestorben waren, schon als Teenager viel Verantwortung auf dem Hof seiner Eltern übernehmen müssen. Er war intelligent, aber schulisch nicht sehr gebildet. Bei uns zu Hause gab es auch keine Bücher. Das mag ein Grund dafür gewesen sein, dass Lesen, der Umgang mit Sprache überhaupt, nie meine Stärken wurden. Ich hatte aber eine rasche Auffassungsgabe: Was der Lehrer in unserer jahrgangsgemischten Klasse erzählte, konnte ich mir leicht merken und bei Klassenarbeiten wieder abrufen. Vielleicht deswegen setzte der Lehrer einen Schüler neben mich, der körperlich und wohl auch leicht geistig behindert war. Ich sollte ihm helfen und tat das auch gern.

Mit meinem etwas älteren Cousin Hermann* verband mich eine besondere Kameradschaft, aber auch Rivalität. Ich weiß noch, dass ich bei der Feldarbeit am Tage des wichtigen Fußballspiels mit ein bisschen Neid daran dachte, dass er sich ganz in Ruhe auf das Spiel vorbereiten konnte. Er war auch das erste Kind aus unserem Dorf, das eine Empfehlung für das Gymnasium im 25 km entfernten Hermeskeil bekam. Als ich ein Jahr später ebenfalls für gymnasiumstauglich befunden wurde, lehnte ich ab. Warum, weiß ich nicht mehr. Vielleicht mochte ich den Gedanken nicht, dass ich dann die abgelegten Bücher meines Cousins aus wohlhabenderem Hause erben würde. Ich wollte lieber etwas Eigenes machen. Allerdings hatte ich zu dem Zeitpunkt noch nicht die geringste Idee, was das mal sein sollte. Mein Vater hingegen konnte sich gut vorstellen, mir als ältestem Sohn eines Tages den Hof zu übergeben. Er hatte sogar die Vision, außerhalb der Dorfgrenzen einen größeren sogenannten Aussiedlerhof zu bauen, den ich dann irgendwann hätte übernehmen können. Auf jeden Fall musste ich mich dafür gut mit dem Fuhrpark auskennen. So steuerte ich nach dem Volksschulabschluss mit gerade 15 Jahren eine Lehre zum Landmaschinenmechaniker an.

Bildungswege

Während meiner Lehre im Maschinenlager Raiffeisen LHG in Hermeskeil wohnte ich noch zu Hause. Ich ging zur Berufsschule und spielte weiter leidenschaftlich gern Fußball. Ich bin ein Mannschaftstyp. Etwas für die Gemeinschaft zu leisten, war mir immer sehr wichtig. Ich erinnere mich, wie wir in Mandern eine Flutlichtanlage für den Sportplatz bekommen haben. Da habe ich den Trecker von meinem Vater geholt, der hinten eine Schaufel hatte. Damit habe ich über Hunderte Meter den Sand herbeigeschafft, mit dem die Flutlichtmasten befestigt wurden. Darauf war sonst keiner gekommen, alle waren nur mit Schaufeln und Schubkarren an die Arbeit gegangen.

Ich weiß heute, dass das eine Begabung von mir ist: Abläufe analysieren und optimieren. Vielleicht ist es sogar so, dass ich manche – man könnte sagen: emotionaleren – Ebenen einer Sache gar nicht so wahrnehme, dafür aber ganz stark das Drumherum. Beim Karneval zum Beispiel hat mich viel mehr als der Umzug mit seinen bunten Gestalten und der Musik interessiert, wie viel Abfall da jedes Mal zurückbleibt. Und in Bundesligastadien habe ich immer besonders drauf geachtet, wie alles organisiert ist, wo die Getränke verkauft werden, wie die Ordner eingesetzt sind, welche Absperrungen Sinn machen und ob die Abläufe insgesamt funktionieren. Diese Eigenheit war mir als junger Mann aber noch nicht bewusst.

Ich war auch überrascht, als mein Berufsschullehrer mir empfahl, an der Abendschule die Mittlere Reife nachzuholen. Das habe ich dann zwar in Angriff genommen, aber nach zwei Jahren abgebrochen, weil ich zur gleichen Zeit den Gesellenbrief schaffen musste. Nach der Gesellenprüfung habe ich noch mal neu angesetzt, zuerst in der Berufsaufbauschule in Saarburg die Mittlere Reife gemacht und dann, wieder in Hermeskeil, das Fachabitur.

Das hört sich jetzt sehr strebsam an, und tatsächlich habe ich Ziele, die ich mir gesetzt habe, stets mit Ausdauer verfolgt. Aber ich bin nicht immer den geraden Weg gegangen, sondern habe auch viel gepfuscht. In der Schule hatte ich Bücher und Spickzettel unter der Bank und habe bei meinen Nachbarn abgeschrieben. Mir ging es nicht darum, die besten Noten zu haben, sondern irgendwie durchzukommen. Dafür habe ich mich dann auch mal ins Zeug gelegt. In Deutsch zum Beispiel drohte mir eine Fünf im Zeugnis, da gelang es mir, noch einen Auftrag für ein Referat zu ergattern. Ich sollte über Verhütungsmittel schreiben. Das war damals schnell im gesamten Umkreis des Oberzentrums Hermeskeil bekannt: Franz, der Experte für Verhütungsmittel. Aber egal, es funktionierte.

Wenn ich beim Pfuschen aufflog, habe ich nicht lange diskutiert. Tja, erwischt, was solls! Foulen und gefoult werden kannte ich ja vom Fußball. Nach einem Konflikt mit einem neuen Trainer hatte ich den Verein gewechselt und spielte nun in der ersten Mannschaft des SV Geisfeld nahe Hermeskeil. Ich lief auch regelmäßig zehn, fünfzehn Kilometer. Kurze Zeit hatte ich den Plan, nach dem Abi Sport zu studieren. Aber um an der Sporthochschule angenommen zu werden, hätte ich schon früher härter trainieren müssen. Wegen meiner Ausbildung zum Landmaschinenmechaniker schlug mir jemand vor, Landmaschinenbau zu studieren. Und das ging ich dann an der Fachhochschule in Köln an.

Auf städtischem Pflaster

Köln war mir zunächst nicht geheuer. Den ersten Kontakt mit der Großstadt hatte ich 1972 oder 73. Gemeinsam mit einigen anderen Spielern der A-Jugend Mandern war ich mit dem Klingenden Moselländer zu einem Ausflug in die Metropole am Rhein gefahren. Als wir in der großen Eingangshalle des Bahnhofs die Toiletten ansteuerten, lungerten da ein paar zwielichtige Gestalten herum. Zwei Jungs fingen eine Schlägerei an, und wir flohen verschreckt auf den Bahnsteig zurück, wo wir eine Stunde lang auf den Zug zurück warten mussten.

Ich hatte mich bis dahin eigentlich immer im Umkreis meines Heimatortes Mandern aufgehalten, Urlaube in anderen Orten oder gar Ländern gab es für unsere Familie nicht, die mit geringen Mitteln auskommen musste. Einmal war ich immerhin ein paar Tage lang mit meinem Cousin Hermann und zwei Freunden mit einer 2 CV6 in Paris gewesen.

Sehr welterfahren war ich jedenfalls nicht, als ich mich 1976 zum Studium des Landmaschinenbaus an der Fachhochschule in Köln einschrieb. Anfangs fuhr ich noch regelmäßig nach Hause, zu meinen Eltern und zum Fußballtraining nach Geisfeld-Rascheid. Da ich kein eigenes Auto besaß, holten mich die Sportlerkollegen zum Training und zum Spiel ab und fuhren mich wieder zum Bahnhof Trier, wo ich den Zug nach Köln nahm.

Auch meine ersten Freundinnen ließen mich regelmäßig heimfahren. Meine ruhmreiche Tätigkeit auf dem Fußballplatz hatte in der Zwischenzeit doch noch die Frauenwelt auf mich aufmerksam gemacht. Mit 19, 20 Jahren hatte ich meine ersten, zunächst noch kurzen Liebesbeziehungen. Einmal bekam ich in Köln sogar einen Liebesbrief. Ich weiß noch: Der Brief des Mädchens aus dem Hochwald war gelb und duftete nach Parfüm.

Was mir schließlich das Einleben in Köln erleichterte, waren die Anforderungen, die das Studium vorgab, und Kommilitonen, die ähnlichen Verhältnissen entstammten. Tatsächlich sprach mich gleich bei einer der ersten Vorlesungen ein Kommilitone an, der auch aus meiner Gegend kam. Herbert und ich freundeten uns an.

Während der ersten beiden Semester wohnte ich in einem kleinen Zimmer zur Untermiete. Im Oktober 1977 bekam ich ein Zimmer im Studentenwohnheim, nahe der Hochschule, die gerade auf die rechte Rheinseite umgezogen war. Dort lernte ich wenig später Bettina* kennen. Unsere Hausgemeinschaft hatte einen Partykeller eingerichtet, den wir am Buß- und Bettag einweihten. Als Sohn einer Mutter, die gerne kochte und backte und mich ein bisschen angeleitet hatte, steuerte ich Hawaii-Toasts zum Büfett bei. Und da muss meine spätere Frau mich erspäht und auserkoren haben. Sie kam auf mich zu. Ich habe es zuerst gar nicht wahrgenommen.

Bettina war ein Jahr älter als ich, studierte Bauingenieurwesen und lebte in einer Wohnung im Haus ihrer Mutter in einem angesagten Viertel der Stadt. Wir kamen schnell sehr eng zusammen. Als ich am Sonntag nach dem Einweihungsfest vom Fußball mit Schürfwunden zurückkam – wir spielten damals noch auf rotem Splitt –, hat sie mit ihrem alten Ford nicht nur vor der Unimensa auf mich gewartet, sondern mich gleich in die Ambulanz der Uniklinik gefahren. Danach nahm sie mich mit zu sich nach Hause, und von da an wohnte ich quasi bei ihr.

Wir konnten uns gut unterhalten und lachten viel miteinander. Für mich eröffnete sich eine neue Welt. Als Tochter aus wohlhabendem Hause hat Bettina mich nach und nach mit Dingen bekannt gemacht, die mir vorher komplett unbekannt waren. Ihr Vater war zu Ehren und Ämtern gekommen, ihre Mutter hatte von zu Hause Geld mit in die Ehe gebracht. Die Familie wohnte großzügig und hatte ein Ferienhaus mit Saunen und Swimmingpool nahe Köln. Bettina und ihre Eltern zählten zum Bildungsbürgertum, in dem auch ich nun versuchte, eine gute Figur zu machen. Immerhin war ich ein vielversprechender Student mit einer abgeschlossenen Berufsausbildung. Ich lernte rasch und war so gut in Mathematik, dass ich in diesem Fach als Tutor für jüngere Kommilitonen ein bisschen Geld verdienen konnte. Bettinas Mutter schien auch tatsächlich etwas in mir zu sehen, sie war jedenfalls sehr freundlich zu mir. Ihr Vater betrachtete mich eher ablehnend und hatte wohl den Verdacht, dass ich mich schmarotzerhaft in seine Familie einnisten wollte.

Seine Herablassung traf mich immer wieder. Ich wollte wohl gern auch von Bettinas Vater anerkannt sein und nahm es hin, dass sich niemand in ihrer Familie, auch Bettina selbst nicht, für meine Eltern und Geschwister vom Dorf interessierte. Schlimmer noch, ich wähnte mich auf dem Sprung in ein neues, besseres Leben und verbrachte nun mehr Zeit mit ihrer Familie als mit meiner. Nicht, weil ich gierig am Wohlstand der Familie teilhaben wollte. Immerhin war ich auf dem besten Wege in eine auskömmliche Berufstätigkeit, und zu Bettinas und meinem Lebensunterhalt trug ich mehr als meinen Teil bei. Was mich reizte und anzog, war vielmehr die Leichtigkeit der gesellschaftlichen Schicht, der sie angehörten. Wo meine Eltern sich abrackern mussten, um ein paar Pfennige zu verdienen, schien Bettinas Familie der Wohlstand ohne viel Zutun nur so zuzufliegen. Die Selbstverständlichkeit, mit der sie ihre Privilegien genossen, inklusive der kulturellen Bildung, die sie mit Theater- und Opernbesuchen zelebrierten, faszinierte mich. Mein bäuerliches Zuhause mit den Spuren von Erde und Lehm auf dem Fußboden kam mir armselig vor im Vergleich zu dem gepflegten Ambiente in Bettinas Elternhaus. Dass nicht alles Gold war, was hier glänzte, nahm ich wohl wahr, aber es interessierte mich nicht besonders.

Bettina und ich führten ein entspanntes Studentenleben. Wir kochten zusammen, gingen mit ihrer Clique aus angehenden Bauingenieuren abends aus und nahmen am alternativen Straßenkarneval teil. Wir machten unsere Scheine und Prüfungen, fanden aber auch Zeit, die städtische Politik kritisch zu begleiten. Die Auseinandersetzungen um das Schicksal der alten Schokoladenfabrik Stollwerck beschäftigten uns. Wir diskutierten die Entwürfe der Architekten für das Projekt und besuchten Konzerte junger Bands, die im Zuge der Bürgerproteste gegen einen Abriss der Fabrikgebäude dort stattfanden.

Zwischendurch fuhren wir immer mal wieder in das Wochenendhaus von Bettinas Familie. Es hatte einen großen Garten und war mit seinen vielen Zimmern, einer türkischen und einer finnischen Sauna sowie einem Schwimmbad komfortabel ausgestattet. Der umliegende Wald lud zu Spaziergängen und Exkursionen mit der Spiegelreflexkamera ein, die Bettina mir geschenkt hatte.

Für eine sechswöchige Urlaubstour durch Frankreich bekamen wir den VW-Campingbus ihrer Eltern. Einmal übernachteten wir darin auf dem Marktplatz in Montpellier. Am nächsten Morgen fanden wir uns zwischen Marktbuden wieder. Wir waren wach geworden, weil ein Händler mit der Spitze seines Schuhs gegen die Reifen des Bullis getreten war. Erschrocken schauten wir uns an. Wir konnten kein Wort Französisch und blieben im Auto, bis der Markttag vorbei war.

Irgendwann in diesen Jahren zogen wir vom dritten Stock des denkmalgeschützten Hauses meiner Schwiegermutter ins Erdgeschoss und steckten viel Arbeit in die Renovierung des Kellers und unserer neuen Räumlichkeiten. Bei der Renovierung des vier Meter hohen Wohnzimmers entdeckten wir eine alte Deckenmalerei. Das führte dazu, dass der Stadtkonservator einen Zuschuss zur Restaurierung gab, die meine Schwiegermutter aber immer noch den Gegenwert eines Mittelklassewagens kostete.

Trotz meines Einsatzes blieb unser Zuhause spürbar Bettinas Eigentum bzw. das ihrer Familie, und dass sie meine Freunde von der Hochschule dort nicht sehen wollte, unterstrich das. Ich kompensierte das gelegentlich wahrgenommene Ungleichgewicht in unserer Beziehung durch meine fachlichen Kompetenzen, die mich auch in die Lage versetzten, Bettina bei ihrem Studium und später bei ihren ersten Aufträgen als Bauingenieurin zu unterstützen.

Ich strengte mich an, zu Bettinas Familie aufzuschließen. Dass mein Studienfach mir lag und ich eine glückliche Hand bei der Auswahl meiner Schwerpunktfächer hatte, half mir dabei. Ich hatte mich auf den Einsatz von Computern und Robotern in der Maschinenfertigung spezialisiert. Als Werkstudent in der Verfahrensplanung bei Klöckner-Humboldt-Deutz konnte ich einen Verbesserungsvorschlag für die Getriebefertigung machen, der mit der damals ansehnlichen Summe von 200 Mark honoriert wurde. Meine Diplomarbeit in Landmaschinentechnik befasste sich mit der Entwicklung eines flexiblen Schweißsystems unter Verwendung von Schweißrobotern. Im Anschluss an mein Diplom hätte ich wohl direkt bei Klöckner-Humboldt-Deutz anfangen können. Aber ich wollte höher hinaus und plante nach der Ableistung meines Wehrdienstes ein zweites Studium, und zwar das der Allgemeinen Betriebswirtschafts- und Organisationslehre an der Universität zu Köln.

Einer aus meiner Ecke

Herbert Lichter, Studienfreund

Es war 1976 an der Fachhochschule in Köln: überfüllter Vorlesungsaal. Jupp saß zwei, drei Reihen vor mir, und ich hörte ihn sagen: majusebetter! Das ist ein Ausdruck aus dem Moselfränkischen, der Überraschung ausdrückt, sinngemäß: Ojemine! Oder: Es donnert und blitzt. Und so habe ich ihn kennengelernt: Du kommst aus meiner Ecke! Das hat uns so ein bisschen verbunden. Wir haben öfter zusammen gelernt. Jupp war ziemlich fix, es war immer gut, mit ihm zu lernen, er hat mir einiges erklärt. Er war auch fleißig, ohne ein Streber zu sein, wie manch anderer. Das hat uns enger zusammengeführt. Zum Semesterantrunk waren wir regelmäßig mit zwölf Leuten. Diese Gruppe ist heute immer noch miteinander in Kontakt und trifft sich. Jupp wird da natürlich auch immer eingeladen oder wir kommen auf seine Einladung zu ihm. Da hat sich nie was geändert. Er ist mit seiner Besonderheit Teil des Teams.

Er sagt selbst immer: Ihr habt Karriere gemacht. Tatsächlich haben wir einen anderen Werdegang gehabt. Wir haben von Ende zwanzig arbeiten müssen bis zur Rente. Bei Jupp ist das eben alles zusammengebrochen im Alter von 33 Jahren. Und da hat er natürlich immer drunter gelitten. Ich meine, die Kapazität war ja da. Er hat Landmaschinentechnik studiert plus Wirtschaft, der kann ja was. Aber er hat es nicht geschafft. Sein Kopf hat da nicht mitgespielt. Andererseits kann er ausgleichen. Wir haben beruflich was gemacht, er macht das eben in der Selbsthilfe und im Gesundheitsbereich. Was er tut, ist womöglich viel schwieriger.

Ich war die meiste Zeit meiner beruflichen Tätigkeit in Kanada und Südamerika. Aber wir haben uns immer wieder zwischendurch getroffen. Ich habe ihn aber nie in einer Manie erlebt, und auch von den Depressionen und seinen Suizidgedanken hat er nur erzählt. Daher wusste ich, dass er schon mal auf der Brücke stand und überlegt hat, was er tun soll. Als er dann gemerkt hat, dass es gefährlich wird, ist er in die Klinik gegangen.

Ich weiß auch, dass er nicht so belastbar ist und schnell müde wird. Wenn ich nach Trier fahre und wir treffen uns, dann sind das so zwei Stunden, und um zehn Uhr will er nach Hause. Mehr hält er nicht aus. Er trinkt auch ein Glas oder zwei, aber mehr ist es dann nicht. Im Gegensatz zu vielen sehr trinkfreudigen Kommilitonen hat Jupp nie auffällig viel getrunken. Er kontrolliert sich.

Eins erinnere ich noch: Er war als Student unwahrscheinlich stolz darauf, dass der Vater seiner Freundin etwas Höheres war. Diesen Status hat er mir präsentiert, das hat ihm viel bedeutet. Auch heute noch ist ihm Anerkennung wichtig. Aber er hat ja auch etwas vorzuweisen.

Eine Anekdote kann ich noch beisteuern, die beleuchtet auch noch ein wenig, wie Jupp ist: Als er damals bei der Handwerkskammer anfing, war mein Bruder dort auch tätig. Und da sie sich kannten, haben sie sich natürlich auch manchmal unterhalten.

Einmal kam der Direktor, ein ziemlich unbeliebter Mann, nach vorne in die Zentrale, wo Jupp seinen Arbeitsplatz hatte: »Herr Wagner, Sie haben doch einen Führerschein, oder?«, fragte er. Und Jupp sagte: »Jaja, ich habe einen Führerschein. Ich kann Auto fahren.«

»Gut«, meinte der Direktor, »ich habe ja meinen Firmenwagen, und da könnten Sie mich doch gut zu meinen Terminen fahren.«

Da hat der Jupp gesagt: »Klar, das ist überhaupt kein Problem!« Und der Direktor strahlte schon, da fügte er hinzu: »Aber Sie wissen schon, dass ich nicht ganz im Ruder laufe? Es könnte sein, dass ich 'ne dumme Sache mache.« Und da war das vergessen. Er hat ihn nie fahren müssen. Also, so schlitzohrig konnte er antworten. Mein Bruder hat mir das erzählt, und wir haben uns kaputtgelacht.

Hoch, höher …

Zu meinem Entschluss, ein zweites Studium zu beginnen, trug bei, dass ich mit meinem Fachhochschulstudium in Bettinas Familie noch nicht den Respekt erntete, der mir vorschwebte. Irgendwie schien ein »richtiger« Uniabschluss das Mindeste zu sein, was ich dort vorlegen musste, um dazugehören zu dürfen.

Meine Vision damals war: Ich schaffe das zweite Studium in neun Semestern und werde dann nach dem Abschluss im Berufsleben durchstarten. Dabei sah ich mich als begabten Dribbler, der sich locker-leicht zum Tor durchspielt, wenn es sein muss, auch mit dem ein oder anderen Foul. Dieses Bild ging auf meine Fußballer-Erfahrungen zurück, war aber auch gespeist von Erlebnissen mit meiner Kölner Familie und von den Zuständen an der Uni selbst. Dort herrschte ein ganz anderes soziales Klima als an der Fachhochschule. Unter den Studierenden waren nicht wenige Kinder aus reichen und angesehenen Elternhäusern. Ich hatte sogar einen Grafen und eine Gräfin unter meinen Kommilitonen. Als studentische Hilfskraft bekam ich mit, wie diese Eltern von manchen Profs hofiert wurden und wie ihren Kindern im Studium goldene Brücken gebaut wurden. Mein Eindruck in dieser Zeit war: Die Leute, die lernen und ackern wie die Wilden, die werden am Ende ausgenutzt, geben vielleicht sogar auf und werden krank, während die, die leicht und locker studieren und nebenher schöne Urlaube in Finnland und anderswo verbringen, am Ende Karriere machen. Ich wollte zu Letzteren gehören, auch wenn mir als Kind der Unterschicht nichts geschenkt wurde. Aber ich hatte meinen Ehrgeiz, ich war gut in allem, was mit rationalem Denken zu tun hatte, und mit meinen Computerkenntnissen aus dem ersten Studium hatte ich die Nase vorn.

Die durchschnittliche Studienzeit im Fach Betriebswirtschaft betrug damals, Anfang der Achtzigerjahre elf, zwölf Semester. Und so haben mich manche ausgelacht, wenn ich sagte, dass ich da in viereinhalb Jahren durchkommen wollte. Tatsächlich hatte ich mein Vordiplom auch erst im sechsten Semester in der Tasche. Aber danach ist es mir gelungen, in nur drei Semestern das Hauptstudium zu bewältigen, mit vier Scheinen, Diplomarbeit und Examen. Natürlich musste ich dafür auch ranklotzen, und ich bin auch hier und da durch Prüfungen gefallen. Aber ich habe mir immer gesagt: Du schaffst das.

Irgendwie schien ich mit dem vor der Tür stehenden zweiten Diplom auch meine Prüfung als Schwiegersohn bestanden zu haben, denn im Sommer 1984 sprach Bettina von Heirat, und ihre Eltern hatten nichts dagegen. Ihre Mutter hat mir damals den Stammbaum der Familie gezeigt. Das hat mich schon beeindruckt, dass der bis ins 13./14. Jahrhundert zurückreichte und dass sogar ein Adelsgeschlecht vertreten war. Ende Dezember 1984 heirateten wir standesamtlich, zwei Verwandte von Bettina waren unsere Trauzeugen, danach gab es ein Essen im Haus der Schwiegereltern. Im Frühjahr 1985 holten wir noch die kirchliche Trauung in Hermeskeil nach. Da habe ich dann für meine Familie gekocht. Im Sommer 1985 hatte ich das BWL-Diplom in der Tasche.

Schon vor der Hochzeit hatten uns Bettinas Eltern ein altes Bauernhaus am Niederrhein geschenkt, das Bettina als angehende Bauingenieurin umbauen wollte. Leider erwies sich das Vorhaben als umfangreicher und teurer als gedacht, da die luftundurchlässige Verkleidung des Hauses die Fachwerkbohlen und die Zwischenauskleidung hatte verfaulen lassen. Ich steckte viel Arbeit und meinen ganzen Bausparvertrag in das Haus. Und auch Geld von meiner Familie floss in das Projekt. Später war diese Baustelle dann der Schauplatz der Eskalation meiner psychischen Krise.

Aber erst einmal sah alles gut aus für unsere junge Familie. Bettina war schwanger, und ich steuerte auf meine erste Stelle zu. Mit meinen zwei Abschlüssen war ich ein attraktiver Bewerber. Bereits im siebten Semester hatte mir mein Professor empfohlen, schon einmal meine Marktchancen zu sondieren. Ich hatte mich dann hier und da beworben und dabei gemerkt, was mich eher nicht reizte, zum Beispiel ein Job in einer der neu entstehenden Unternehmensberatungen, in Wirtschaftsprüfungsfirmen oder im Verkauf.

Um eine gute Stelle zu bekommen, war es ratsam, zwei anerkannte Menschen benennen zu können, die für einen bürgten. Ich gab neben meinem Professor Erwin Grochla meinen Schwiegervater an. Kurz nachdem ich mich bei den Drägerwerken in Lübeck vorgestellt hatte – Bettina und ich hatten bei der Gelegenheit ein paar schöne Tage in Norddeutschland verbracht und dabei in sehr guten Hotels gewohnt – meldete sich ein Headhunter aus Bonn. Für einen internationalen Konzern, der u. a. Büromaterialien, Produkte fürs Gesundheitswesen, Autoteile und Baumaterialien herstellte, suchte er einen »Industrial Engineer«. Das war eine damals in Deutschland noch kaum bekannte Berufsbezeichnung, aber die dazugehörige Stelle erforderte genau die Kenntnisse und Fähigkeiten, die ich mir in meinen beiden Studiengängen angeeignet hatte: die technische und die kaufmännische Kompetenz. Entsprechend interessiert war das Unternehmen daran, mich als Mitarbeiter zu gewinnen und so konnte ich ein sehr gutes Einstiegsgehalt aushandeln, 60.000 DM im Jahr. Ich versuchte noch, einen schicken Dienstwagen on top zu bekommen. Aber mehr als eine Familienkutsche von Ford wollte man mir nicht zugestehen. Und da winkte meine Frau ab.

Ich war trotzdem glücklich, sagte der Lübecker Firma ab und bereitete mich auf meine neue Lebensphase vor, die am 1.12.1985 starten sollte.

… am höchsten

Das Unternehmen, in das ich mit 30 Jahren eintrat, war auf dem Weg in eine vollautomatische Videokassettenproduktion. Das war genau das, was mich interessierte und wozu ich als Industrial Engineer einen substanziellen Beitrag leisten konnte. Nach einer REFA-Schulung in Neuss, in der es um Methoden für eine nachhaltige Optimierung der Arbeitsprozesse und Produktivitätssteigerung ging, fing ich zunächst als Rationalisierungsingenieur im Werk Kamen an. Dort sollte ich für eine Steigerung der Videokassettenproduktion von 10.000 Stück pro Tag auf 100.000 sorgen. Eine Verzehnfachung! Die ist auch gelungen, aber ganz und gar nicht reibungslos, denn die Leute in der Produktion haben die Automatisierung teilweise sabotiert. Sie hatten plötzlich neue Aufgaben, mussten die Maschine warten und da sein, wenn die automatische Produktion aus irgendwelchen Gründen gestört war. Auch sorgten sie sich wohl, ob sie künftig noch alle gebraucht würden.

Ich hatte es aber auch aus anderen Gründen nicht immer ganz leicht an meinem neuen Arbeitsplatz. Mein hohes Gehalt hatte sich herumgesprochen und wurde mir von manchem geneidet. Aber ich konnte Erfolge erzielen. Zum Beispiel habe ich die Produktion der Videokassetten auch dadurch optimiert, dass ich vorschlug, den hohen Ausschuss, der dabei anfiel, wieder der Produktion zuzuführen, statt alles wegzuwerfen. Wegen meiner guten Arbeitsergebnisse bekam ich eine zehnprozentige Gehaltssteigerung. Und als ich etwas später – nun tatsächlich als Resident Industrial Engineer – ins Werk Hilden versetzt wurde, konnte ich noch einmal 10 Prozent mehr aushandeln.

Im Werk Hilden wurden reflektierende Folien hergestellt, und ich sollte auch da rationalisieren. Ich schlug vor, nicht immer nur auf die Personalkosten zu schauen, sondern auch hier den Einsatz der Mittel in den Blick zu nehmen. Zum Beispiel konnte man Farbe einsparen und insgesamt den Produktionsprozess so organisieren, dass weniger Ausschuss entstand.

Trotzdem sollte ich mich auch dem effektiven Einsatz der Arbeitskräfte zuwenden. Es hieß, bei den sechs Gabelstaplerfahrern sei noch Einsparpotenzial. Ich bezog sie zunächst ein, ließ sie selbst aufschreiben, welche Wege sie wie oft fuhren. Es gab regelmäßige Konferenzen mit ihnen, später auch mit ihren unmittelbaren Vorgesetzten, dem Abteilungsleiter und dem Sitemanager (Chef des Standortes). Mein Konzept sah letztlich eine organisatorische Umstellung der Produktion ohne Personaleinsparung vor. Das klingt jetzt vielleicht seltsam, dass all die Mühe dem Unternehmen im Endeffekt keinen direkten Gewinn gebracht hat. Aber ich denke, dass ich damals nur getestet werden sollte, wie ich so eine Analyse und Umgestaltung fachlich und menschlich angehe. Was mir eher angekreidet wurde, war, dass ich meine Vorschläge zur sparsameren Verwendung der Produktionsmittel nicht mal eben in Englisch niederschreiben konnte. In meiner Schullaufbahn hatte Englisch nicht die große Rolle gespielt, und ich war in diesem Fach immer gerade so mitgekommen. Trotzdem war ich willens, mir für das Unternehmen und natürlich für meine Karriere bessere Sprachkenntnisse anzueignen. Aber das ging nicht von heute auf morgen. In der Zwischenzeit ließ ich meine Überlegungen vom Sekretariat übersetzen.

Auseinandersetzungen gab es dann vor allem darüber, wer meine Vorschläge für die Produktionsumstellung umsetzen sollte. Die Standortleitung sowie die Vorgesetzten der Gabelstaplerfahrer fanden, das sei meine Aufgabe. Ich verneinte das, beharrte darauf, kein Vorgesetzter der Gabelstaplerfahrer zu sein.

Parallel zu diesem Streit wurde die Stelle des EDV-Managers frei, für die ich mich bestens qualifiziert sah. Immerhin hatte ich meine Diplomarbeit an der Uni über die »Auswirkungen des Computer Integrated Manufacturing (CIM) auf die Materialwirtschaft in industriellen Unternehmungen mit auftragsbezogener

Produktion« geschrieben und mich schon früher mit der Digitalisierung befasst als die meisten anderen. Unter der Hand ließ man mich wissen, dass ich auch tatsächlich für die Stelle vorgesehen sei. Zur gleichen Zeit erfuhr ich aber auch massive Ablehnung durch meine Hildener Vorgesetzten, die mich schließlich meiner sämtlichen Aufgaben entbanden und in eine kleine Kammer befahlen, wo ich meine Zeit nur absitzen sollte, ohne etwas zu tun. In meiner Position mache man nur einmal einen Fehler, wurde mir gesagt. Aber was war das gewesen? Ich war geschockt, aufgewühlt, umgetrieben von dem Gefühl, dass man mich plötzlich und ohne jede Vorwarnung vor eine Wand hatte laufen lassen. Wie hatte das passieren können? War ich nicht auf einem guten Weg nach oben gewesen?

Schlecht beraten von meinem Schwiegervater, versuchte ich noch mit einem Brief an die Hildener Vorgesetzten meinen Ruf wiederherzustellen und meine Position zu retten. Aber mein Bemühen lief ins Leere, und voll ohnmächtiger Wut reichte ich die Kündigung ein und dachte trotzig: Ihr werdet auf mich zukommen!

Absturz

Wie soll ich die Zutaten zu meinem großen Unglück benennen, das nach meinem Empfinden hier seinen Anfang nahm? Wie die Fäden entwirren, in die ich mich wenig später verstrickt fand?

Meine Deutung ist immer gewesen, dass ich aus meinem Dorf eine einfache, direkte und ehrliche Kommunikation gewöhnt war und damit den Ränken der Hierarchen und der mehrdimensionalen, auch widersprüchlichen Kommunikation in dem Großunternehmen nicht gewachsen war. Dass ich mich ungeschickt verhalten habe, vielleicht auch zu schnell zu viel wollte. Dass man mich getestet und verworfen hat, obwohl ich nachgewiesenermaßen fachlich hoch kompetent war.

Möglich ist aber auch, dass weitere oder andere Faktoren zu meinem Absturz beitrugen. Wurde ich doch zur selben Zeit, als sich dies alles zutrug, zum zweiten Mal Vater. So ein Ereignis bewegt wohl jeden Menschen und kann eine Menge auch beunruhigender Gefühle auslösen. Bei uns kam noch hinzu: Unser kleiner Sohn kam mit einer Fehlstellung des Fußes zur Welt, die heute keine Katastrophe mehr ist. Die moderne Medizin kann solche Besonderheiten in der Regel inzwischen so gut korrigieren, dass man im weiteren Leben kaum noch etwas davon merkt und zurückbehält. Aber eine für mich sehr wichtige Therapeutin hält es für möglich, dass die Behinderung meines Sohnes ein altes Trauma in mir wachgerufen hat: das des hilflosen Kindes ohne elterlichen Schutz in der Isolationsabteilung des Kinderkrankenhauses. Ich mag das eigentlich nicht glauben, denn bewusst wurde mir davon nichts.

Allerdings sind mir die Erinnerungen an diese ersten Wochen und Monate mit meinem kleinen Sohn fast vollkommen abhandengekommen. Ich weiß nur noch, dass Bettina den Säugling nicht stillen konnte. Und die Behinderung ist bis heute ein Thema geblieben, das mich umtreibt, denn auch Kinder meiner Geschwister sind mit diesem Gebrechen geboren worden, das damit offenbar innerhalb meiner Familie vererbt wurde. Ich habe mich oft gefragt, was da womöglich bei meinen Vorfahren passiert ist und immer wieder versucht, unseren Stammbaum zurückzuverfolgen. Ich kam aber nie weiter als bis zur Großelterngeneration – was mich wiederum darin bestärkte, dass bezüglich meiner Herkunft etwas vertuscht worden sein musste. Hatten nicht in der Nazizeit alle Menschen ihre Abstammung bis in die graue Vorzeit nachweisen müssen? Wieso also konnte ich keine Angaben dazu finden?

In meiner Erinnerung an das Frühjahr 1988 dominieren aber andere Überlegungen und Empfindungen. Aus dem Traum von einer glorreich winkenden Zukunft gekickt, laufe ich im grauen Alltag durch mein Viertel und übe mich in Zuversicht: Mein Arbeitgeber wird schon bald auf mich zukommen. Die werden schon bald merken, wie sehr sie mich brauchen. Wahrscheinlich ist das alles nur eine Finte, um mich mit niedrigerem Gehalt wieder einstellen zu können.

Ab und zu habe ich meine Tochter dabei, gehe mit ihr auf einen Spielplatz. Oft sitze ich aber auch in der Unibibliothek und versuche, mich auf die Lektüre von Fachaufsätzen zu konzentrieren, was ebenso wenig gelingt, wie selbst solche Aufsätze zu verfassen. Viel Kraft verwende ich auch darauf, mich nicht als Loser zu fühlen, der ich in den Augen meines Schwiegervaters nun auf jeden Fall bin. Er hat mir dies durch sein distanziertes Verhalten bereits deutlich gemacht und später am Telefon erklärt: »Ich kenne keinen Franz-Josef.«

Manchmal hadere ich heute noch mit mir und denke: Wieso konnte ich mich nicht aus der Froschperspektive in die Vogelperspektive aufschwingen und von dort oben erkennen, was, verflixt noch mal, eigentlich schiefgelaufen war und wie ich wieder auf einer guten Position landen könnte?

Hätte ich mich, anstatt an die Vorgesetzten in Hilden, nicht besser direkt an die deutsche Konzernspitze in Neuss wenden sollen, wo man, so glaube ich, besser einschätzen konnte, wer ich war und was ich konnte? Und wieso habe ich nicht den Headhunter eingeschaltet, der doch seine Unterstützung angeboten hatte, falls es mal Probleme geben sollte?

Immerhin belegte ich einen vom Arbeitsamt finanzierten Englischkurs in Bochum. Das war möglich, weil mein ehemaliger Arbeitgeber mir nach dem Eklat eine Auflösung meines Vertrags in beiderseitigem Einvernehmen angeboten hatte, worauf ich eingegangen war. Ein halbes Jahr lang besserte ich meine Englischkenntnisse auf, dann drängte das Arbeitsamt darauf, dass ich mich bewerben sollte. Meine Frau hatte allerdings schon klargestellt, dass sie auf keinen Fall bereit sei, aus Köln wegzuziehen. Das minimierte meine beruflichen Möglichkeiten, da ich kein bloßer Wochenendvater sein wollte. Im Grunde beabsichtigte ich aber auch selbst nicht wirklich, woanders mein Glück zu versuchen. Stattdessen versteifte ich mich darauf, dass mein verflossener Arbeitgeber schon wieder auf mich zukommen würde. Vielleicht, so fantasierte ich, würde ja auch meine Frau ein gutes Wort für mich einlegen oder ihre Eltern würden für mich in die Bresche springen. Damals habe ich wohl schon den Kontakt zur Realität verloren. Ich nahm noch wahr, dass auch ein kleiner Lehrauftrag, den ich noch in Köln bei der Carl Duisberg Gesellschaft hatte, nicht mehr gut lief, aber ich zog daraus keine Konsequenzen. Ich ließ mir einen Bart wachsen und verwilderte zusehends.

In der Krise

Da ich mich in meiner Kölner Familie nicht länger willkommen fühlte, flüchtete ich Ende des Jahres 1988 nach Mandern, wo ich das Weihnachtsfest bei meinen Eltern verbringen wollte. Ich weiß noch, wie ich Heiligabend auf dem Sofa lag und nicht schlafen konnte. Ich meinte, meine Kinder schreien zu hören und dachte: Das darf nicht wahr sein, dass meine Chefs jetzt sogar versuchen, meine Kinder zu manipulieren. Irgendwie machte ich mir auch Sorgen um die beiden und fuhr am nächsten Tag wieder zurück nach Köln. Mit meinen Kindern war natürlich alles in Ordnung und ich fasste einen neuen Plan. Ich packte ein paar Sachen und fuhr in unser noch im Bau befindliches Wochenendhaus, das ehemalige Bauernhaus.

Warum? Ich wollte für mich sein und wartete zugleich auch darauf, dass wie durch ein Wunder alles wieder gut werden würde: mit dem Unternehmen und mit meiner Kölner Familie. Ich hoffte vor allem, dass meine Frau mit Liebe und Respekt auf mich zukäme. Nachher erfuhr ich, dass sie schon im Januar die Scheidung eingereicht und das Sorgerecht für die Kinder beantragt hatte.

Acht Monate lang war ich in dem Haus am Niederrhein und lebte dort auf einer Baustelle. Es gab kein Wasser, keine Heizung, ich schlief auf unbequemen Holzbrettern. Wenn mir kalt war, fuhr ich in die Sauna. Mein Energielevel war hoch, und ich war ständig in Bewegung. Zuerst fuhr ich immer mit dem Auto herum, dann hat meine Frau die Nummernschilder entfernt. Das hat mich aber nicht davon abgehalten, weiter herumzufahren. Bis sie das Auto hat abschleppen lassen. Da habe ich mir ein Rad gekauft, und bin damit überall hingefahren: nach Mönchengladbach zu einem Fußballspiel gegen Bayern, nach Aachen, nach Köln, nach Düsseldorf. Solange ich in Aktion war, ging es mir wunderbar!

Unterdessen hatte ein Kölner Psychiater meiner Frau gesagt, ich hätte eine Schizophrenie – per Ferndiagnose, denn der Mann hatte mich ja nie gesehen. Bettina leerte das Konto, auf das ich Zugriff hatte, sodass meine Bankkarte eingezogen wurde. Ab da habe ich von einem Euro am Tag gelebt. Ich habe mich in den benachbarten Gärten an den Erdbeeren bedient, dazu ein Brot mit Marmelade gegessen und Wasser getrunken.

Inzwischen hatten meine Eltern erfahren, wo ich steckte, und suchten mich mit meinem ältesten Bruder in meiner Einsiedelei auf. Sie hatten Eier vom Hof dabei, wollten mir helfen. »Franz-Josef, wo bist du denn? Hier ist deine Mutter!«, riefen sie. Aber ich habe mich nicht gerührt und im Haus gewartet, bis sie wieder weg waren.

Trotzdem löste ihr mehrmaliger Versuch, mich anzutreffen, irgendetwas in mir aus, eine Sehnsucht nach Nähe und Zuwendung. Als dann mein Geld zur Neige ging, rief ich mit den letzten Groschen – wir schreiben das Jahr 1989 – meine Eltern von einer Telefonzelle aus an: »Heute Abend ist der Bach rot«, sagte ich, was sie natürlich als Ankündigung eines Suizids verstehen mussten. Wieso ich sie so in Angst und Schrecken versetzt habe? Ich weiß es auch nicht. Ich glaube, ich wollte Hilfe und wusste nicht so recht, wie ich darum bitten sollte. Wirklich umbringen wollte ich mich zu der Zeit nicht.

Meine Eltern haben dann die Polizei in Hermeskeil angerufen, und die Hermeskeiler haben ihre Kollegen am Niederrhein und auch meine Frau verständigt. Zuerst kam die Polizei auf Sichtweite ans Haus. Ich hatte eine Sense gepackt, und obwohl ich Hilfe wollte, rief ich aus dem ersten Stock: »Hier kommt keiner rauf! Ich schlage jedem, der hier hochkommt, den Kopf ab!« Nur meine Frau wollte ich sehen, aber die wollte nicht mit mir sprechen, wurde mir gesagt, obwohl sie vor Ort war, im Nachbarhaus.

Ich glaube, die Sense war in dem Moment mein verzweifelter Versuch, das Zepter in der Hand zu behalten, wie ein Manager das Gesetz des Handelns zu bestimmen. Das ging aber nicht so weit, dass ich tatsächlich jemanden damit verletzt hätte. So bin ich nicht.

Nach sechs Stunden wurde ein Sondereinsatzkommando eingesetzt. Die Beamten kamen von zwei Seiten und hatten mich schnell überwältigt. Mit dem Krankenwagen wurde ich ins Psychiatrische Krankenhaus in Düren gebracht.

Wieder ganz normal

Luise Kronz-Wagner, eine Kindheitsfreundin

Meine Familie und die von Franz, die waren befreundet. Unsere Väter waren gleich alt, die haben einander geholfen, und wir haben von Franz' Familie immer Eier und Kartoffeln bekommen. Silvester hat man einander besucht und Karten gespielt.

Ich bin mit Franz zusammen in die Schule gegangen, damals wurden drei, vier Schuljahrgänge zusammen unterrichtet. Und da ist er aufgefallen, weil er immer alles wusste. Heute würde man wohl sagen: Er war hochbegabt.

Deswegen habe ich zuerst gar nicht verstanden, was mit ihm los ist. Sein Vater hatte immer mal von ihm erzählt: dass er in Köln eine Frau aus reicher Familie geheiratet hatte. Dass er Vater geworden war und einen tollen Job in einem großen Unternehmen hatte. Dann erzählte er plötzlich, dass Franz-Josef verschwunden sei, und als Nächstes hat er ihn nach Mandern mitgebracht. Der Vater sagte, Franz sei »abgestürzt«, Genaueres wusste er wohl selbst nicht. Ich habe ihm dann geholfen, Bewerbungen zu schreiben. Irgendwann habe ich mitbekommen, dass seine Eltern ihn in die Psychiatrie haben einweisen lassen.

Später haben wir uns ab und zu in Trier gesehen, wo ich schon länger wohnte. Meistens war er ganz normal. Aber immer, wenn er einen Bart hatte und so ein bisschen verwahrlost gewirkt hat, dann habe ich gedacht: Ah, jetzt ist er wieder schlimm dran. Dann hat er schon mal unzusammenhängende Sachen erzählt, und der Vater meinte: »Ach, was soll mal aus unserem Franz werden?«

Einmal ist Franz mit nach Luxemburg gefahren. Ich bin da immer hingefahren, um zu tanken und Zigaretten und Kaffee zu kaufen, was dort viel billiger war. Da hat er im Auto ein ziemlich krudes Zeug erzählt. Er hat geglaubt, nachdem er von dieser Firma weg war, das alles wäre ein Test für ihn, sein altes Unternehmen wolle nur sehen, wie fit er ist. Da habe ich gedacht: Jetzt lass ihn mal. Das muss ich jetzt nicht dauernd haben. Von einer Bekannten habe ich gehört, dass er im Krankenhaus ziemlich ausgeflippt sein muss. Und dann ist das Wort »psychisch krank«, »Schizophrenie« gefallen.

Nach einer langen Zeit, wo wir uns nicht gesehen haben, war ich mal mit einer Freundin im Theater hier in Trier. Das Stück hieß »Rain Man«. Neben uns waren zwei Plätze frei. Und kurz vor der Aufführung, wer kam? Der Franz mit einer Frau. Und dann haben wir uns unterhalten: Wie geht's? Lange nicht gesehen. Wir haben uns zum Kaffee verabredet. Er war richtig gut drauf, hat auch gut ausgesehen.

Wir haben dann angefangen, uns einmal im Monat in einer Bäckerei zum Kaffee zu treffen. Er hat aus seinem Leben erzählt, wo er gerade gewesen war und wofür er sich jetzt stark macht: Dass nicht über die psychisch Kranken gesprochen werden soll, sondern mit ihnen. Und er verreist ja viel, da tauschen wir uns aus.

Wenn meine Schwester mich besucht hat, waren wir auch schon mal zum Essen bei ihm. Das ist auch jetzt noch so. Da deckt er dann auch richtig schön.

Jetzt habe ich eine Freundin, deren Sohn ist schizophren. Und da gibt mir der Franz immer Tipps: Hierhin kannst du dich wenden, das kann man machen und jenes. Also, für mich ist er im Gegensatz zu früher jetzt ganz normal. Und ich finde es toll, dass er aus seinen Krisen wieder so herausgefunden hat!

Psychiatriepatient

Meine erste Begegnung mit der Psychiatrie ist mir nur noch in verschwommener Erinnerung. Die Rheinischen Kliniken Düren, wie die 1873 gegründete Provinzial Heil- und Pflegeanstalt mittlerweile hieß, hatten im Zuge der Psychiatriereform auf ihrem großzügigen, Baum bestandenen Grundstück gerade ein modernes forensisches Dorf erbaut. Ich kam in die Allgemeinpsychiatrie, wurde dort aber wegen Selbst- und Fremdgefährdung zwangseingewiesen und durfte die Station nicht verlassen. Nicht, dass ich wirklich begriffen hätte, wo ich mich befand. Ich glaube, mein Kopf weigerte sich, diese neuerliche Deklassierung zu verstehen. Heute weiß ich: Wenn meine Eltern mit ihrem kleinen Hof schon Unterschicht waren, so war ich nach meinem Sturz von der Karriereleiter nun auf dem besten Wege in die Unter-Unterschicht.

Ob und wenn welche Diagnose gestellt wurde, daran erinnere ich mich nicht mehr oder habe es gar nicht erst in mein

Bewusstsein gelassen. Vielleicht war ich auch einfach noch geschockt von dem Polizeieinsatz und davon, dass meine Frau nicht zu meiner Rettung an meine Seite geeilt war.

Ich habe das Neuroleptikum Haloperidol bekommen und durfte nach einigen Wochen zu Spaziergängen die Station verlassen. Während dieser Ausgänge habe ich den schönen Klinikpark durchstreift. Sicher wird ein Arzt, eine Ärztin mal mit mir gesprochen haben. Aber auch das kann ich nicht mehr sagen. Ausführlichere Gespräche oder eine Therapie über die Medikamente hinaus gab es jedenfalls nicht.

Beim anschließenden Aufenthalt in der Tagesklinik Alteburger Straße in Köln, den mir meine Frau vermittelt hatte, nahm ich hingegen an der Kunsttherapie teil. Dort sollte ich einen Baum malen, und die anderen Teilnehmer erklärten mir, dass die Therapeuten an meiner Darstellung erkennen würden, wie es mir ginge. Ich glaube, für sie war wichtig, ob ich den Baum mit Wurzeln oder ohne male, und welche Form diese Wurzeln bekämen. Durch die Gespräche mit meinen Mitpatienten sind mir die Augen aufgegangen, was ich nun zuallererst war: ein Psychiatriepatient.

Mir dämmerte jetzt auch, dass es nach meinem Aufenthalt in einem psychiatrischen Krankenhaus nicht einfach über eine Reha wieder in den Beruf zurückgehen würde. Es gab damals noch gar keine Reha für psychisch Kranke, und ich hatte ja auch keinen Arbeitsplatz mehr, an den ich zurückkehren konnte. Was mich nicht daran hinderte, an der Hoffnung festzuhalten, in Neuss oder Kamen werde man sich vielleicht doch noch darauf besinnen, dass man mit mir einen guten Fang gemacht hatte. Jedenfalls sagte ich das noch eine ganze Weile lang allen, die sich danach erkundigten, was mir denn widerfahren sei. Was sollte ich auch sonst erzählen?

Sechs Wochen, bis zum Dezember 1989, bin ich in der Tagesklinik Alteburger Straße gewesen. Diese war erst 1980 in Betrieb gegangen, verfolgte einen berufsübergreifenden Teamansatz und setzte auf das heilsame Wirken von Milieu- und Gruppentherapie. Prof. Frank Matakas, der den Aufbau der Tagesklinik maßgeblich vorangetrieben hatte und damals als Chefarzt leitete, strebte eine Behandlung an, die auf dem Versuch beruhte, den Patienten und seine Verstörung zu verstehen. Das war ziemlich herausragend in der damaligen Psychiatrielandschaft.

Ich verließ die Klinik allerdings noch immer weitgehend ratlos. Meine neuroleptische Medikation machte mich wohl ruhiger, aber verlangsamte auch mein Denken und trübte meine Emotionen. Während ich jeden Tag in die Tagesklinik gegangen war, hatte ich bei einem Freund von Bettina wohnen können, der brauchte nun jedoch sein Zimmer für seine Freundin. Zurück zu meiner Kölner Familie konnte ich nicht, die war ja schon länger spürbar auf Distanz gegangen und hatte mich aus meinem früheren Zuhause verbannt. Hatte Bettina Angst, die Kinder würden Schaden nehmen durch meine Gegenwart? Oder hatte ihr Vater ein Machtwort gesprochen? Ich wusste und weiß bis heute nicht, wie sie mich sahen und warum sie mich auf Abstand hielten.

Da ich in Köln nichts mehr gewinnen konnte, ging ich im Anschluss an die tagesklinische Behandlung zurück nach Mandern. Meine Eltern, die weiter treu zu mir standen, und Freunde, zu denen ich wieder Kontakt aufnahm, halfen mir, einen beruflichen Neuanfang zu versuchen.

Wieder klein anfangen

Obwohl ich mit meiner Berufsausbildung und den zwei abgeschlossenen Studiengängen hoch qualifiziert war, musste ich nach dem psychischen Einbruch noch einmal klein anfangen. Mithilfe meiner Kindheitsfreundin Luise bewarb ich mich hier und da. Mein Freund aus Fußballertagen, Erwin, unterstützte mich seelisch. Ich stellte mich nacheinander bei verschiedenen Arbeitgebern vor. Ich fuhr nach Süddeutschland zu dem Betreiber eines Kopierladens, der mit meiner Hilfe Produktionsplanungssysteme verkaufen wollte. Aber Verkaufen lag mir nicht und das sagte ich ihm auch.

Schließlich tat mein Studienfreund Herbert eine interessantere Möglichkeit für mich auf: Er arbeitete damals in einem mittelständischen Unternehmen mit zehntausend Angestellten, und der Vertriebsleiter in Tübingen suchte jemanden. Ich habe mich dort vorgestellt, wir hatten ein langes Gespräch, aber ich erhielt eine Absage. Vielleicht haben sie etwas über meinen Psychiatrieaufenthalt herausbekommen, oder ich war unter der Medikation einfach nicht so fix im Denken wie sonst. Auch war ich zu dem Zeitpunkt nicht in der Lage, irgendeine Lebensfreude zu spüren, und obwohl ich mit anderen Menschen sprechen konnte, war ich doch emotional nicht wirklich dabei.

Ein Fußballkollege hat dann geholfen, ein kleines Unternehmen zu finden, das nur ein einziges Produkt anbot, aber das erfolgreich. Man akzeptierte dort meine nicht ganz aufrichtige Darstellung der letzten Station meines Lebenslaufes. Ich wurde eingestellt, um Kalkulationen zu machen, verdiente aber weniger als der Facharbeiter, der zudem noch mein Vorgesetzter war. Als dann jemand sagte: »Du, es werden Berufsschullehrer gesucht!«, habe ich mich dafür beworben. Ich dachte: Da bekommst du regelmäßig Gehaltserhöhungen und musst dir um deinen Lebensunterhalt keine Sorgen mehr machen.

Ich wurde tatsächlich angenommen und sollte zunächst mal das Referendariat absolvieren. Das lief zunächst ganz gut, ist dann aber nach anderthalb Jahren doch schiefgegangen. Ich weiß heute noch nicht genau, warum. Meine Medikamente hatte ich damals auf null gefahren, mit dem, was ich heute über das Absetzen weiß, wahrscheinlich zu schnell. Eine Rolle spielte, vermute ich, die Lehrprobe, bei der es um die Preiskalkulation für ein Produkt ging, das man neu auf den Markt bringen möchte. Die herkömmliche Antwort auf die Frage nach der Preisermittlung lautete: durch eine Kostenanalyse. Das war aber damals schon veraltet, und so habe ich erzählt, dass man sich anguckt, wie Konkurrenz- oder Alternativprodukte platziert sind und danach den Einstiegspreis festlegt. Damit war die Lehrerin gar nicht einverstanden.

Ob sie selbst recherchiert und von meinem Psychiatrieaufenthalt erfahren hat oder andere Vorgesetzte und Lehrer es taten, weiß ich nicht. In Mainz beim Bildungsministerium, wo ich mich vor dem Referendariat vorstellen musste, hatte ich auf die Frage nach meiner Tätigkeit im Anschluss an meine Managementaufgaben im Großkonzern gesagt, ich hätte wissenschaftlich und journalistisch gearbeitet. Von der Psychiatrie habe ich lieber geschwiegen. Möglicherweise hatte man meine Aufenthalte dort und die Diagnose in Erfahrung gebracht. Wie auch immer: Meine Note rasselte plötzlich runter von Eins auf Vier, und der Seminarleiter meinte, damit würde ich keine Chance auf eine Anstellung haben.

Ich habe dann eine starke Manie entwickelt und allerlei Mist gebaut. Genaues kann ich davon nicht erzählen, ich erinnere mich nicht an viel. Aber irgendwann in der Zeit war ich mal im Hörsaal der Uni Trier, wo mein Cousin, inzwischen Professor, eine Vorlesung hielt. Danach habe ich ihn auch noch mal in seiner Sprechstunde besucht und wir haben über meine Idee gesprochen, noch zu promovieren. Da werde ich mich wohl merkwürdig verhalten haben. Wissenschaft war für mich immer etwas Großartiges und ja, ich hatte Größenwahngedanken. Jedenfalls hat meine Tante mir dann über meinen Vater verboten, meinen Cousin noch mal zu behelligen.

Ich wohnte damals bei meinen Eltern, und die waren sehr besorgt um mich. Weil mein Leben abermals in einer Sackgasse gelandet war, hat sich solch ein innerer Druck in mir aufgebaut, dass ich auf eine nahe gelegene Brücke gestiegen bin und mit Suizid gedroht habe. Meine Eltern wussten sich irgendwann nicht mehr anders zu helfen und haben mich aus ihrem Haus mit Polizei und Krankenwagen in die Psychiatrie nach Andernach bringen lassen.

Als ich wieder in etwas konventionelleren Bahnen lief, hat mich das zuerst gekränkt, und ich habe mich auch geschämt, weil sich diese Einweisung vor dem ganzen Dorf abgespielt hat. Aber später habe ich mich mit anderen Psychiatrieerfahrenen und vor allem auch Angehörigen darüber unterhalten und verstanden, wie mutig meine Eltern damals gehandelt haben. Sie haben mich eben nicht versteckt, sondern dazu gestanden, dass ich krank war. Da habe ich mich dann auf einer Selbsthilfeveranstaltung, bei der auch mein Vater anwesend war, öffentlich bei ihnen dafür bedankt.

Trotzdem war es niederschmetternd, wieder in der Psychiatrie gelandet zu sein. Wir hatten das Jahr 1992, und in Rheinland-Pfalz hatte die Psychiatriereform »dank« des Ministerpräsidenten Helmut Kohl und seines Nachfolgers Bernhard Vogel noch nicht wirklich stattgefunden. Das galt vor allem für die noch völlig unterentwickelte gemeindepsychiatrische Versorgung. Aber auch die Landesnervenklinik Andernach war trotz mehrerer Umbauten und einer beginnenden Enthospitalisierung noch nicht in der Psychiatriemoderne angekommen. Erst zwei Jahre zuvor hatte der Investigativ-Journalist Ernst Klee der Landesregierung ein fehlendes psychiatriepolitisches Konzept vorgeworfen und den Personalmangel und hohen Krankenstand in der Landesnervenklinik Andernach moniert.

Ich wurde am Tag meiner Einlieferung in einen großen Wachsaal mit vielen Betten geführt, von denen nun auch ich eines belegte. Gegen meinen Willen bekam ich wieder Psychopharmaka. Ich kann mich nicht erinnern, dass man mir während meines sechswöchigen Aufenthaltes dort geholfen hat. Die besten Gespräche habe ich mit anderen Betroffenen, der Putzfrau und der

Nachtschwester geführt. Ansonsten hat eine Kommunikation von Mensch zu Mensch nicht stattgefunden. Die Manie ging mit medikamentöser Unterstützung zwar zurück. Dafür wurde ich aber bald depressiv. Ich habe dann im Anschluss an den stationären Aufenthalt für etwa ein Jahr die Tagesklinik Trier besucht.

Unten abgeholt

Gertrud Weires, ehemals Pflegerische Leitung der Tagesklinik Trier

Wir waren 1991 alle erfüllt von reformerischem und therapeutischem Elan und hatten unsere Tagesklinik im damaligen Herz-Jesu-Krankenhaus gerade eröffnet, als der Franz zu uns kam. Er war einer der ersten Klienten und er war extrem depressiv. Er hat den traurigen aktuellen Stand immer mit dem verglichen, was er vorher so übermäßig geleistet hatte.

Als der Franz kam, hatte er noch gar nichts verstanden. Er hatte sich mit sich und dem, was ihm passiert war, noch gar nicht auseinandergesetzt. Aber er war offen dafür und hat auf unsere Fragen hin einiges erzählt. Was ich ganz gravierend finde, ist, dass er so lange in der Kinderklinik war und seine Mutter ihn nur einmal in der Woche besuchen konnte.

Es ist fantastisch, dass er nach der Kinderlähmung aus eigener Kraft wieder gehen gelernt hat. Und mehr: Er ist ja sehr sportlich geworden, das zeigt seine Resilienz. Und dass er mit allem, was ihm zur Verfügung steht, seiner hohen Intelligenz und seinem Willen, das Trauma in Schach gehalten hat. Dass er dreißig Jahre später den Einbruch hatte, liegt meiner Meinung nach daran, dass sein Sohn, als der auf die Welt kam, diese Fehlstellung eines Fußes hatte. Franz war nach dieser hoch unsicheren frühen Erfahrung in der Kinderklinik emotional nicht stabil. So sehe ich das.

Ich habe ihn häufiger in depressiven Zuständen erlebt. Wenn er in Richtung Manie driftete, bin ich nie darauf eingegangen. Ich habe ihn unten drunter abgeholt, und das hat er auch immer mitgemacht. Einmal war ich auf Reisen, als er in die Manie kam. Da hatte er so einen Vertrag mit der Klinik abgeschlossen, dass er ohne Medikamente durch die akute Psychose durchkommen wollte. Aber er ist so oben raus gewesen, dass die Kollegen das nicht einhalten konnten. Ich denke, dass er eine Art hatte, die Psychose selbst für sich zu regulieren, und da, an dem Punkt hat er sich nicht behandeln lassen. Und im Krankenhaus ist es tatsächlich so: Egal, was man hat, da muss man schon ein bisschen demütig sein, sonst kommt man da nicht weiter. Und das war er nicht. Und dann haben die immer gesagt, er wäre nicht psychotisch. Sie haben sich wohl auch veralbert gefühlt.

Aber Franz-Josef ist in vielen Bereichen über sich hinausgewachsen, und ich bewundere ihn dafür. Weil, es ist ja unglaublich viel, was er schaffen muss, um die Füße auf dem Boden zu behalten. Das muss man sich auch mal vor Augen führen. Und er ist schon stark nachgereift, auch vom Verhalten.

Wir haben immer mit den Klienten gekocht, gebacken und diese Selbstversorgung trainiert. Das konnte er damals nicht mehr, und er hat es sich schließlich wieder angeeignet: zu kochen und auch andere Klienten einzuladen, Gruppen zu bilden und mit denen zusammen zu kochen, damit die sich selbst versorgen können. Das finde ich enorm! Auch dass er von Anbeginn an alles hergegeben hat, was er gelernt hat: Wir haben ja ganz früh schon Psychoseseminare gemacht. Das war er! Er hat in Trier Psychoseseminare organisiert, er hat die Leute zusammengebracht von überall her. Das ist sein Ding! Er hat die angesprochen, angeschrieben, und dann kamen die vorbei und haben Psychoseseminare gemacht!

Dass er sich nicht mit allen Geschehnissen aus seinem Leben auseinandersetzen mag, hat auch eine sehr gesunde Komponente.

Das, was man nicht verarbeiten kann, darf man auch verdrängen. Das ist nicht zuletzt eine lebenserhaltende Fähigkeit. Überhaupt ist es gesünder, nicht mit dem zu hadern, was nicht so gut geht und sich lieber an dem zu freuen, was man alles schafft. Und da hat Franz eine Menge Gründe zur Freude.

Innere Wüste

Die Jahre 1992 bis 1995 sind nach meinem Empfinden weitgehend verlorene Jahre. Ich war in einer tiefen Depression versunken. Mein Hilferuf war nicht erhört worden, meine Hoffnung, ich sei für etwas Größeres vorgesehen, hatte sich zerschlagen. Nur mühsam brachte ich mich durch die Tage. Zwar fuhr ich ein Jahr lang jeden Tag mit dem Auto zur Tagesklinik, ein Weg waren 35 km, aber ich war immer froh, wenn ich anschließend wieder ins Bett gehen konnte. Da lag ich dann, ohne Gedanken, wie tot.

Anfangs wohnte ich noch in meinem Elternhaus. Wenn meine Mutter mir sagte, ich sollte aufstehen, dachte ich nur: Wozu? Warum kann es nicht schon Abend sein? Sie versuchte, mich wieder ins Leben zu bringen und forderte mich auf, eine kleine Wanderung ums Dorf zu machen. Dann stand ich auf und ging ganz schnell ums Dorf herum, höchstens eine Dreiviertelstunde, dann habe ich mich wieder hingelegt.

In der Tagesklinik lief es ähnlich: Als wir mal einen Kuchen backen sollten, machte ich einen Käsekuchen ohne Boden, weil das am schnellsten ging. Alles, was sich nicht vermeiden ließ, riss ich ohne inneres Engagement ab, um möglichst bald wieder meine Ruhe zu haben. Später, in dem Bericht von Patricia Deegan »Gesundung als Reise des Herzens« (2008 in einer Broschüre des LVPE Rheinland-Pfalz erschienen), habe ich das gespiegelt gefunden, was ich in dieser Zeit empfunden habe. Sie schreibt von den Bemühungen anderer, sie zu einer Aktivität zu bewegen: »Aber nichts von all dem berührte oder bewegte mich oder ging mich etwas an. Ich hatte aufgegeben. Aufzugeben war eine Lösung für mich. Meine ›Motivationslosigkeit‹ wurde als Problem gesehen von den Leuten, die mit mir arbeiteten. Aber für mich war aufzugeben kein Problem, sondern eine Lösung. Es war eine Lösung, weil es mich davor schützte, irgendwas zu wollen. Wenn ich nichts wollte, konnte man mir auch nichts wegnehmen. Wenn ich nichts versuchte, musste ich auch keinen weiteren Fehlschlag durchmachen. Wenn mir alles egal war, konnte mich nichts mehr verletzen.«

In der Psychiatrie lernte ich eine Frau kennen, zu der ich zog. Aber auch hier lebte ich nicht auf, besserte sich mein Befinden nicht. Wenn ich keinen Termin hatte, verbrachte ich 20 bis 22 Stunden des Tages im Bett und hatte an nichts Freude oder Geschmack. Essen und Trinken waren nichts als lästige Pflichten, die Körperpflege vernachlässigte ich, Sexualität war kein Thema. Auch Hausarbeit machte für mich keinen Sinn. Wenn meine Freundin nicht gespült, gewaschen und gekocht hätte, wäre ich wohl verwahrlost.

1994 wurde ich als erwerbsunfähig eingestuft und bekam fortan Frührente. Ich galt nun als chronisch psychisch krank, hatte mehrere Diagnosen und entsprechend unterschiedliche Medikamente einzunehmen: Neuroleptika, Antidepressiva sowie Phasenprophylaktika. Bereits 1992 hatte mein Vater die gesetzliche Betreuung für mich übernommen, er bevormundete mich allerdings nicht, sondern ließ mir weitgehende Freiheit, was mir als Vertrauensbeweis doch irgendwie guttat.

Trotz meiner inneren Verdorrtheit ging das Leben weiter. In der Tagesklinik hatte ich mich mit einem Mitpatienten angefreundet. Oswald Bender hatte wie ich zwei akademische Ausbildungen und war auf der einzigen Satellitenschule der Welt, in Kanada, gewesen. Außerdem hatte ich Gertrud Weires kennengelernt, die pflegerisch und psychotherapeutisch ausgebildet war und mit der ich bis heute freundschaftlich verbunden bin.

Dennoch fühlte ich mich wie in einer Wüste. Ich hatte immer mal wieder Suizidideen, und als mich das Team der Tagesklinik einmal länger nicht fand, brachten sie mich anschließend für ein paar Tage geschlossen unter.

Auch in meiner depressiven Zeit zwang ich mich, mit dem Auto nach Köln zu fahren, um meine Kinder zu besuchen. Auf diesen Fahrten musste ich mich immer wieder gegen starke suizidale Impulse wehren.

Bei meinem ersten Besuch in Köln nach meinem Zusammenbruch waren meine Kinder vier und sechs Jahre alt. Bettina erlaubte nur, dass ich mit ihnen in den nahe gelegenen »Wienerwald« essen ging. Danach musste ich die Kinder sofort wieder zu Hause abliefern. Oft konnte ich nur mit Jonas* etwas unternehmen. Laura* habe etwas anderes vor, sagte Bettina dann. Wir fuhren ein paarmal in ein Hallenbad. Manchmal sagte Bettina: Geh mit den Kindern auf dieses oder jenes Musik- oder Straßenfest. Einmal war ich mit den beiden im Zirkus Roncalli. Da habe ich Fotos von meinen Kindern und der Vorführung gemacht.

Später kamen Laura und Jonas auch mal zu mir. Das heißt: Ich durfte sie bei ihren Großeltern, in meinem Elternhaus in Mandern, treffen. Einmal, kurz vor Weihnachten, hatte es geschneit. Ich raffte mich auf und lud die Kinder auf den Traktor ein. Wir fuhren dicke Spuren in den Schnee. Wie ich es selbst als Junge erfahren hatte, ließ ich sie abwechselnd selbst lenken. »Wer fährt besser, Laura oder ich?«, fragte mein kleiner Sohn hinterher, er war vielleicht sechs Jahre alt. »Laura«, antwortete ich ehrlich, denn sie war feinmotorisch geschickter. Da war Jonas enttäuscht.

Mein Sohn ist in meiner Erinnerung der Wildere, auch der Aggressivere der beiden. Bei einem der Besuche tobte er wie verrückt im Auto herum und lachte dann über mich, weil ich ja »noch nicht mal schimpfen« könne. Das kam mir vor wie von anderen nachgeplappert. Aber ganz unrecht hatte er nicht, ich bin eher ein weicher Typ. Außerdem kamen die Kinder so selten, dass ich es mir mit ihnen nicht verderben wollte. Sein Spott traf mich. Ich hielt an und sagte: »Raus!« Da war dann Ruhe. Als Jugendlicher hat er mich dann noch häufiger verbal angegriffen. Laura kam mir sanfter vor. Aber beide haben sich irgendwann ganz von mir zurückgezogen.

Leider war ich in diesen Jahren kaum in der Lage, ihnen ein zugewandter Vater zu sein. Auch an den Besuchstagen zog es mich immer wieder in die Horizontale. Weil mir das unangenehm war, ging ich unter irgendeinem Vorwand raus und legte mich angezogen aufs Bett. Aber irgendwann suchten sie mich und fanden mich dann so.

Dass ich Laura und Jonas so selten sah, machte mich traurig. Aber auch, dass so wenig Leben in mir war, selbst, wenn meine geliebten Kinder mich besuchten, war deprimierend.

Einmal schickte mir meine Tochter nach einem Besuch eine Postkarte, auf der ein Himmelbett auf Wolken abgebildet war. Mit ihren neun Jahren schrieb sie: »Lieber Papa, ich finde die Postkarte gut für Dich und wollte den Stift ausprobieren. Schön schreibe ich jetzt nicht, das musst Du Dir merken.«

Diese Karte beschämte mich und war schließlich einer der Impulse, die mich wieder aufstehen ließen. Natürlich trugen auch die Gespräche in der Tagesklinik, die Zuwendung meiner Freundin und das unermüdliche Vertrauen, das meine Eltern in mich setzten, dazu bei, dass nach ungefähr vier Jahren innerer Wüste ganz langsam zarte Pflänzchen in meiner Seele zu sprießen begannen. Mir war bewusst geworden, dass es mir ganz und gar nicht egal war, was meine Kinder von mir dachten. Ich wollte ihnen ein Vater sein, der etwas für andere tun und auf die Beine stellen kann, jemand, auf den sie stolz sein können, kein Verlierer, der nur im Bett liegt. Damals war dieses Ziel aber noch galaktisch weit von der Realität entfernt.

Gehversuche im Alltag

Ich erinnere mich, wie ich mich in einer der ersten, neu gegründeten psychiatrischen Tagesstätten unseres Landes, in Trier, der Kochgruppe anschloss. Beim ersten Besuch sollte ich direkt für ein Mittagessen Einkäufe machen und u. a. 750 g Reis besorgen. Da stand ich im Supermarkt bestimmt 15 Minuten vor dem Regal mit losem Reis, mit Beutel-Reis, mit verschiedenen Reissorten in 500 und 1000 g-Packungen, und war unfähig, mich für eine Variante zu entscheiden. Erst nach einer Viertelstunde schaffte ich es, einen Teil meiner verschütteten Kompetenzen zu aktivieren und eine Reispackung auszuwählen, statt zurückzulaufen und um Hilfe zu bitten.

Auch wenn ein weiter Weg auf mich wartete, hatte ich nun immerhin ein Ziel. Ich versuchte mich zu erinnern, was mir denn früher einmal Freude gemacht hatte. Mir fiel ein, wie gern ich in die Sauna gegangen war. Also raffte ich mich auf und zwang mich, eine nahe gelegene Sauna zu betreten. Tatsächlich spürte ich keine Freude, sondern eher das dringende Bedürfnis, das Bad schnell wieder zu verlassen. Aber ich schaffte es, mich auszuziehen, zu duschen, einen kurzen Saunagang zu absolvieren, mich erneut zu duschen und wieder anzukleiden. Nach rund 15 Minuten war ich wieder draußen.

Freude? Genuss? Fehlanzeige. Aber beide mussten sich doch irgendwann wieder einstellen, dachte ich, so wie im Sport und in der Schule, wo man durch ständige Übung und Wiederholung immer besser wurde! Ich blieb dran, ging nun regelmäßig in die Sauna und versuchte, jedes Mal etwas länger zu bleiben. Es dauerte ein halbes Jahr, bis ich erste Veränderungen spürte: ein wohliger Schauer beim Duschen, ein kleines Behagen nach dem Saunagang. Da wusste ich, dass ich auf dem richtigen Weg war.

Ähnlich ging es mir beim Einkaufen: Die Überforderung wich ganz allmählich einer gewissen Sicherheit beim Durchstreifen der Gänge zwischen Gemüseabteilung, Kühlregal und Brottheke. Bis ich wieder einigermaßen souverän einkaufen konnte.

Auch das Kochen bedurfte langer Übung. Es ist schließlich ein komplexer Vorgang, überhaupt erst mal zu entscheiden, was man kochen will, dann die Zutaten, die nicht vorrätig sind, einzukaufen und einigermaßen koordiniert und in vertretbarer Zeit die verschiedenen Arbeitsgänge der Zubereitung durchzuführen, in der Kochgruppe auch arbeitsteilig. Aber die Mühe lohnte sich. Es machte mir Freude, wieder etwas aus eigener Kraft zu schaffen, nach und nach auch schwierigere Rezepte zu meistern – und nicht zuletzt: ein leckeres Essen für mich und andere auf den Tisch zu bringen. Gerade, weil es so eine handfeste Angelegenheit ist, die einige Konzentration erfordert, trug das Kochen dazu bei, dass ich wieder mehr mit beiden Beinen auf dem Boden stand. Aber die Fliehkräfte waren noch nicht dauerhaft außer Gefecht gesetzt, wie sich zeigen sollte.

Erste Schritte in der Selbsthilfe

Ungefähr zur gleichen Zeit erzählte mir ein Mitpatient aus der Tagesklinik von der Selbsthilfe. Er sagte, es sei ein Bundesverband Psychiatrieerfahrener gegründet worden, ein Verband, in dem sich Betroffene zusammentun und gegenseitig helfen würden. Zugleich sei der Bundesverband ein Sprachrohr für Psychiatrieerfahrene. Ob ich da nicht mitmachen wollte. Ich spürte gleich, dass aus dieser Sache etwas werden konnte.

Wir waren anfangs nur drei, vier Leute, die sich getroffen haben. Im Oktober 1995 bekamen wir dann einen Anruf aus Mainz, ob wir nicht einen Landesverband Psychiatrieerfahrener aufbauen wollten. Der Hintergrund: 1991 hatten SPD und FDP die CDU in der Landesregierung abgelöst. Die neue, reformwilligere Regierung hatte das PsychKG (Psychisch Krankengesetz) novelliert, und dieses verlangte, neben Vertreterinnen und Vertretern von

Leistungserbringern und Kostenträgern auch die Einbeziehung der Angehörigen- und Betroffenenselbsthilfe bei der Planung psychiatrischer Hilfen. Der Psychiatriereferent Bernhard Scholten war deswegen daran interessiert, dass wir uns organisierten. Das haben wir dann getan. Die Ortsgruppen Mainz, Landau und Trier schlossen sich 1996 zum Landesverband Psychiatrie-Erfahrener Rheinland-Pfalz e. V. zusammen.

Wir setzten uns zum Ziel, die Diskriminierung von Menschen mit psychischen Erkrankungen abzubauen und dazu u. a. die Öffentlichkeit besser über psychische Erkrankungen und das Leben mit einer Diagnose zu informieren. Wir wollten Verbesserungen der Behandlung in den Kliniken erreichen, Patientenrechte stärken und durchzusetzen helfen und auch Ansprechpartner für Betroffene in schwierigen Situationen sein. Schon vor der konstituierenden Sitzung des LVPE Rheinland-Pfalz e. V. wurden Erika Huss und Erwin Stahl in den Landespsychiatriebeirat entsandt. Wenig später wurde dann Winfried Krolla aus Mainz zum ersten Vorsitzenden gewählt, ich wurde zweiter Vorsitzender und kam in dieser Funktion auch in den erweiterten Vorstand des Bundesverbandes Psychiatrie-Erfahrener, BPE.

Neben den ersten Schritten in der Selbsthilfe versuchte ich noch mal, in der Arbeitswelt Fuß zu fassen und so neben meiner kleinen befristeten Erwerbsminderungsrente etwas Geld zu verdienen. Am 1.12.1995 begann ich bei der Handwerkskammer in Trier eine Tätigkeit als Aushilfskraft. 52,5 Stunden im Monat vertrat ich den Hausmeister, verteilte die Post in den Abteilungen, tat als Pförtner Dienst und schloss am späten Abend die zur Kammer gehörenden Gebäude ab. Die Arbeit tat mir gut, weil sie mir eine Struktur gab und ich mich mit den Kolleginnen und Kollegen gut verstand.

Irgendwann wollte der Chef meine Stelle dann einsparen und kündigte mir. Ich wehrte mich, wollte meine Arbeit und die Vorzüge des öffentlichen Dienstes, u. a. das Weihnachtsgeld, gern behalten. Ich dachte, als Mensch mit einer bescheinigten Schwerbehinderung wäre ich nicht so leicht zu kündigen. Aber der Geschäftsführer war Jurist und hat alle Möglichkeiten ausgereizt. Er hat mich des Betrugs bezichtigt. Plötzlich standen Polizei und Ordnungsamt bei mir in der Wohnung: »Sie müssen psychiatrisch begutachtet werden.«

Da hat mich der Ärztliche Direktor des Krankenhauses in Wittlich befragt. Als ich dort nicht sagen wollte, wer mein behandelnder Arzt ist, meinte er, dann müsste ich wieder gehen. Nee, geht nicht, ich habe kein Geld, um nach Hause zu fahren, habe ich gesagt. Sollen doch diejenigen, die mich gebracht haben, mich zurückfahren. Das haben sie aber nicht gemacht, sondern mich bei der Polizei in Wittlich in die Ausnüchterungszelle gesteckt. Ausgerechnet! Ich habe nie viel getrunken.

Ich habe dann mit einem Suizid gedroht, wenn ich nicht nach Hause gebracht würde. Letztendlich haben meine Eltern mich durch das Rote Kreuz abholen lassen und mich in die Psychiatrie nach Trier gebracht. Hier war ich abermals für sechs Wochen untergebracht. Danach kehrte ich an meinen Arbeitsplatz zurück.

Damit war die Sache aber noch nicht ausgestanden. Für den unterstellten Betrug konnte der Geschäftsführer selbstverständlich keine Beweise vorlegen. Aber ich musste mich vor dem Arbeitsgericht mit ihm auseinandersetzen, um gegen die Kündigung anzugehen. Im Jahre 2000 endete das Verfahren in der zweiten Instanz mit einem Vergleich. Um mich nicht noch weiter mit ihm herumärgern zu müssen, stimmte ich zu, meinen Vertrag zu beenden. Schon länger war ich nur noch pro forma bei der Kammer angestellt gewesen und hatte dort nicht mehr gearbeitet. Nun beschloss ich: So, das war's! Jetzt konzentriere ich mich endgültig darauf, meine Fähigkeiten in die Selbsthilfe einzubringen.

Das Engagement dort bot mir nach Jahren erstmals wieder die Möglichkeit, mich auf ein lohnendes Ziel auszurichten: uns bisher überwiegend fremdbestimmten Psychiatriepatientinnen und -patienten eine Mitsprachemöglichkeit bei der Organisation der psychiatrischen Versorgung und der Entwicklung sinnvoller Hilfen zu verschaffen. Aber auch im Einzelfall sollte das Motto sein: Nicht mehr über uns, sondern mit uns sollte künftig gesprochen werden.

Zunächst einmal initiierten wir weitere Ortsgruppen neben den schon bestehenden in Mainz, Landau und Trier. Schon bei unserer dritten Mitgliederversammlung 1998 konnten die Ortsgruppen Wittlich, Alzey, Worms, Koblenz und Neuwied über ihre Aktivitäten berichten. Wir suchten und fanden Aktivistinnen und Aktivisten, die in den im Aufbau befindlichen regionalen Psychiatriebeiräten und Psychosozialen Arbeitsgemeinschaften mitarbeiten wollten. Mit dem Landesverband Psychiatrie-Erfahrener unterstützten wir zwei Psychoseseminare in Trier und Mainz und ein Bioethikseminar in Landau, bei dem es u. a. um die heftig diskutierte Forschung an nicht einwilligungsfähigen Personen ging.

Für unsere erste Fachtagung mit dem Thema »Alternativen in der Akutpsychiatrie – Soteria« gewannen wir den späteren Ehemann von Malu Dreyer, Staatssekretär Klaus Jensen, als Referenten. Auch die Ehefrau des damaligen Ministerpräsidenten Kurt Beck, Roswitha Beck, erwärmte sich für unsere Anliegen und wurde Schirmherrin einiger unserer Fachtagungen. Sie hatte schon 1995 den Verein zur Unterstützung der gemeindenahen Psychiatrie gegründet und war an einer starken Selbsthilfe interessiert, die die Psychiatriereform in Rheinland-Pfalz mit vorantreiben sollte.

Wir bildeten uns fort, lasen, fuhren zu Kongressen, hörten zu und teilten Erfahrungen. Wir waren jetzt gefragt und wurden gefragt.

Zu meinen bewegendsten Erfahrungen dieser Anfangsjahre in der Selbsthilfe gehört die Mitgliederversammlung des Bundesverbandes Psychiatrie-Erfahrener, BPE, in der Jugendherberge Kassel Ende August 1996. Ich übernachte heute noch gern in Jugendgästehäusern, weil sie mich an diese Zusammenkunft und den inspirierenden Geist dort erinnern.

Es war eine sehr emotionale Stimmung, Dynamik pur! Ich bewegte mich zwischen vielen Menschen, die auch die Diagnose Schizophrenie hatten und zum Teil ohne Medikamente lebten. Ich lernte Wolfgang Voelzke und Brigitte Siebrasse kennen, die mit dem Psychiater Dr. Niels Pörksen die Behandlungsvereinbarung in Bielefeld umsetzten. Gern sprach ich mit Reinhard Wojke, der sich gegen Zwangsbehandlung starkmachte und wie ich Kinder hatte, für die er da sein wollte. Auch Klaus Laupichler war mir nah, der sich gegen die bevormundende Verwahrung in Heimen aussprach und es selbst schaffte, dort herauszukommen.

Eine andere beeindruckende Begegnung war die mit Dorothea Buck. Hatte ich sie anfangs nur für irgendeine alte Dame gehalten, wurde mir im Laufe der Zeit klar, was für eine besondere Person sie war: Sie war weder durch die unmenschliche Psychiatrie der Nazizeit noch durch ihre Zwangssterilisierung gebrochen worden und setzte sich unbeirrbar für eine menschliche, auf Gespräche setzende Psychiatrie ein. Noch mit 72 Jahren hatte sie 1989 mit anderen den Bundesverband Psychiatrie-Erfahrener ins Leben gerufen. Sie begründete mit Thomas Bock die Psychoseseminare. Und sie hat tatsächlich bis zu ihrem Tod mit 103 Jahren nicht aufgehört, Anteil am Schicksal von Psychiatrieerfahrenen zu nehmen und ihre Stimme gegen Unrecht zu erheben. Ich habe sie, zusammen mit meinem Freund Ulrich Krüger von der Aktion Psychisch Kranke, einige Male im Pflegeheim in Hamburg besucht. Dabei fragte sie immer nach meiner Tochter, der Dorothea künstlerische Begabung zusprach. Und sie hat mir später für die Gründung von NetzG alles Gute gewünscht.

Damals in Kassel hat mir auch Peter Lehmann imponiert. Er war fünf Jahre älter als ich und ein Vertreter der Antipsychiatrie.

Schon 1980 hatte er die Berliner Irren-Offensive mitbegründet, Mitte der 1990er war er dabei, ein Weglaufhaus als Alternative zur psychiatrischen Klinik aufzubauen. Peter hatte sich ein umfangreiches Wissen zur Wirkung von Psychopharmaka angeeignet und versuchte stets, Kritik an seinen antipsychiatrischen Positionen sachlich zu widerlegen. In ihm erkannte ich eine verwandte Seele. Wir beide waren Visionäre, sahen den großen Horizont. Hatte nicht auch ich mich schon während des Studiums mit Marx und der Studie des Club of Rome »Die Grenzen des Wachstums« auseinandergesetzt? Nun las ich auch die psychiatriekritische Literatur. Mit Peter Lehmann tausche ich mich noch heute gern aus. Zwischen uns hat es von Anfang an gestimmt.

Hochgefühle – und Krisen

Auch wenn ich mich eher den rational auftretenden BPE-Mitgliedern verbunden fühlte, hat mich das Hochgefühl dieser damals noch jungen Bewegung doch auch mitgerissen. Ich dachte: Wir schaffen es, dass psychische Erkrankungen zu etwas ganz Normalem werden und Betroffene keine Stigmatisierung mehr erfahren. Und du bist an der Spitze mit dabei!

Wenn ich Vorträge an Unis oder auf Tagungen hielt oder mit dem Schulprojekt in Rheinland-Pfalz zu tun hatte, kamen solche Gedanken in mir hoch, das Dopamin schoss über und ich war wieder manisch. Das lag wohl auch daran, dass ich – ganz im Geiste der Antipsychiatrie, aber ohne großen Plan – meine Medikamente von einem auf den anderen Tag zu stark reduzierte oder ganz absetzte. Danach dauerte es nicht lange, und ich fand mich mit einem Einweisungsbescheid nach dem PsychKG in der Klinik wieder.

Während eines Jahres wurde ich viermal zwangseingewiesen. Ich erlebte erzwungene Behandlungen mit Medikamenten und wurde fixiert, einmal habe ich 36 Stunden in einer Fixierung gelegen. Warum? Ich war aufmüpfig, bin schon mal auf allen vieren zur Visite gegangen, um zu zeigen, dass ich die Ärzte und Pflegekräfte nicht ernst nehme. Ich wollte ihnen wohl den Spiegel vorhalten, so nach dem Motto: Ihr spielt hier mit mir, das kann ich auch! Da ist dann die Chefärztin aufgestanden und hat gesagt: Du gehst jetzt sofort mit mir ins Schwesternzimmer! Dort musste ich vor aller Augen die Hose runterziehen, und dann habe ich eine Haloperidol-Spritze in den Hintern verpasst bekommen.

In dieser Zeit erhielt ich die Diagnose »Schizoaffektive Psychose und querulantische Persönlichkeitsstörung«. Ich wurde aus dem Krankenhaus geworfen und erhielt Hausverbot. Doch schon wenige Stunden später wurde ich mit PsychKG wieder aufgenommen, weil ich darauf bestand, dass ich eine Schizophrenie hätte und suizidgefährdet sei. Die Chefärztin behauptete außerdem, ich hätte vor ihrem Zuhause rumgelungert und ihr auf diese Weise nachgestellt. Das stimmte zwar nicht, zeigt aber, wie aufgeschaukelt die Atmosphäre zwischen manchen Profis und mir war.

Das einzig Gute war, dass ich Gertrud Weires an meiner Seite hatte, die ich seit meinem Aufenthalt in der Tagesklinik Trier kannte. Damals konnte man Bezugstherapeuten benennen, und ich hatte sie ausgesucht. Sie hat schon mal eine ganze Nacht an meinem Bett gesessen und versucht, mit mir zu sprechen. Sie hat mir auch bei meinen Scharmützeln mit der Chefärztin beigestanden. Einmal hat sie dafür gesorgt, dass ich in der Trierer Psychiatrie im sogenannten Bischofszimmer untergebracht wurde. In der Zeit, als das Herz-Jesu-Krankenhaus noch ein Allgemeinkrankenhaus war, gab es dieses Zimmer, das für den Bischof reserviert war, wenn er mal stationäre Hilfe brauchte. Dass ich in solch ein Zimmer kam, hat mir gefallen. Ich hatte schließlich eine Vergangenheit als Messdiener, und außerdem werde ich bis heute den Verdacht nicht los, dass irgendwelche hochgestellten Kirchenleute in meinem Stammbaum eine verschwiegene Rolle spielen. Aber davon später mehr.

Wenn ich an diese Zeit zurückdenke, sage ich manchmal: Da habe ich ein zweites Mal pubertiert. Einerseits war ich innerlich in Not. Mich quälte ein starker Druck, den ich empfunden habe, wenn es im Außen nicht weiterging oder ich sogar zurückgeworfen wurde, wie nach dem Rauswurf aus der Handwerkskammer. Aber auch, wenn es rasant voranging, kam ich ins Schleudern.

Wie soll ich das beschreiben? In dem Film von Andrea Rothenburg »Bipolar hautnah« haben Interviewpartner erzählt: Du hast Depressionen und Manien, und manchmal wechselt das blitzschnell, da bekommst du Angst. So war das manchmal wohl auch bei mir. Aber wenn ich dann im Krankenhaus war, habe ich gegen das übermächtige psychiatrische System opponiert, das mir mit Herablassung begegnete. Meine Wahrnehmung war: Die Ärzte arbeiten mit der Justiz und die Justiz mit den Ärzten zusammen, da hast du als schizophren diagnostizierter Mensch keine Chance.

Erfahrungen teilen und Wissen sammeln

Merkwürdige Zeiten waren das! Gering geschätzt in der Psychiatrie, erfuhr ich in der Selbsthilfe und vonseiten der Landespolitik viel positive Resonanz.

Mit dem Landesverband hatten wir 1998 eine Zeitschrift ins Leben gerufen, die uns und unsere Anliegen bekannt machen sollte. Wir nannten sie »Leuchtfeuer« und berichteten darin von unseren Aktivitäten. Brigitte Theisen war die Initiatorin und Redakteurin unserer neuen Zeitschrift. Die ersten Ausgaben fielen mit einem Umfang von 40 Seiten und einer Auflage von 150 Stück noch relativ bescheiden aus. Aber schon 2002 erschien das »Leuchtfeuer« als jährliches, immer im Frühjahr erscheinendes Journal mit einem Schwerpunktthema und einem Umfang von ca. 140 Seiten. Unsere Schwerpunktthemen beleuchteten wir stets aus verschiedenen Blickwinkeln, luden Bündnis- und Diskussionspartner zu Artikeln ein oder dokumentierten Briefe und Stellungnahmen. Die Mittel dafür kamen vom Land und aus der Selbsthilfeförderung der Krankenkassen.

In dieser Phase gab es ein gleichberechtigtes Redaktionsteam, später zeichnete der Vorstand für dieses hell lodernde Leuchtfeuer für eine menschliche Psychiatrie verantwortlich. Wir Redakteurinnen und Redakteure mussten immer up to date sein, was gerade politisch und in der Selbsthilfe anstand oder eben reif war, mal aufgegriffen und bekannt gemacht zu werden, um Menschen mit psychiatrischen Diagnosen zu helfen. Dieses Die-Nase-in-den-Wind-Halten war schon während meiner Studienjahre meine Leidenschaft und auch mein Talent gewesen. Je mehr ich mich in die Selbsthilfeszene hineingab, desto besser gelang es mir, solche Themen zu erkennen und zu erspüren. Sie erwuchsen aus dem Leid der Betroffenen, die in der Psychiatrie viel zu oft mit hohen Medikamentendosen abgespeist wurden, deren Einschränkungen in Heimen chronifizierten und die um Verständnis, Respekt und Teilhabe rangen.

Als Leiter der Beschwerdestellen kamen mir viele Probleme zu Ohren. Und nicht zuletzt meine eigenen Erfahrungen mit Diagnose, Medikamenten und psychiatrischen Kliniken drängten mich, Fragen von Gewalt und Zwang aufzugreifen. Aber auch die nicht allzu aufnahmebereite Gesellschaft beschäftigte mich, die Möglichkeiten inklusiver Arbeitswelt, die Chancen von Antistigmaarbeit und die Vielfalt möglicher Genesungswege.

Viele Ideen für die kreativen Vorworte und die Grußworte kamen von den Leserinnen und Lesern. Mein Freund Oswald Bender führte schließlich Hefte mit Schwerpunktthemen ein, und er strukturierte auch die Buchhaltung neu. Reinhard Wojke wiederum erstellte das Layout und eine Bekannte aus dem Landeshauptarchiv las Korrektur. Die Auflage stieg auf 450 Exemplare.

Ich bin stolz auf die – Stand August 2023 – 25 Ausgaben unserer Zeitschrift, die mittlerweile in vier Bibliotheken für jeden ausleihbar archiviert sind und u. a. im Landeshauptarchiv Koblenz und in der Stadtbibliothek Trier ausliegen. Wer sie liest, wird erkennen, wie es uns rasch gelungen ist, Bündnispartner zu gewinnen und manche unserer Anliegen ein gutes Stück voranzubringen.

Dazu trugen auch die Fachtagungen bei, die wir einmal im Jahr organisierten. Zusammen mit der eben schon angesprochenen ersten Veranstaltung »Alternativen in der Akutpsychiatrie – Soteria«, die wir im September 1997 im Kulturzentrum TUFA, einer ehemaligen Tuchfabrik in Trier abhielten, haben wir über die Jahre bis heute 23 Fachtagungen plus Sonderveranstaltungen organisiert. 1998 griffen wir, ebenfalls in Trier, die Notwendigkeit einer »Krisenintervention im ländlichen Raum« auf. Das Problem, das unser Mitglied Gernot Reppmann aus dem Saarland an uns herangetragen hatte, war, dass die psychiatrischen Hilfen meistens erst zum Zuge kamen, wenn eine Krise sich schon verfestigt oder zugespitzt hatte oder ein Suizidversuch erfolgt war. Besonders nachts und an Wochenenden blieben Menschen in Krisen und Angehörige, die damit überfordert waren, ohne niederschwellige Unterstützung. Mit der Tagung wollten wir auf landesweite Krisendienste hinwirken, die idealerweise mehrere Bausteine umfassen sollten: ein Krisentelefon für erste Erkundungsgespräche und psychosoziale Beratung, mobile Teams, die Menschen in Krisen auch aufsuchen konnten, sowie ein außerklinisches Krisenzentrum mit Notbetten und Kriseninterventionskräften verschiedener Berufe, die auch für nachsorgende Betreuung zur Verfügung stünden.

Obwohl ein solches niederschwelliges Hilfenetz imstande sein würde, Suizide zu verhindern, Krisen zu deeskalieren und hohe Krankenhauskosten einzusparen, war das Leistungsrecht im Jahre 1998 darauf noch nicht eingerichtet. Außer wenigen kommunalen Initiativen oder Modellprojekten gab es so gut wie keine Möglichkeit Krisen, zumal auf dem Lande, unterhalb der Schwelle der Zwangseinweisung aufzufangen. Ich selbst hätte womöglich davon profitiert, wenn mich 1989 auf meiner Baustelle am Niederrhein ein erfahrener Krisenhelfer aufgesucht hätte, herbeigerufen von meiner Frau oder meinen Eltern.

Tatsächlich haben wir später mit der Stadt Trier und dem Kreis Trier-Saarburg einen Krisendienst aufgebaut und über zehn Jahre betrieben. Immer an Feiertagen und an Wochenenden hielten sich zwei Personen – eine Studentin, ein Student der Psychologie und eine Fachkraft der örtlichen Sozialpsychiatrie – in einem Raum bereit, den das Gesundheitsamt uns zur Verfügung gestellt hatte. Rief ein Mensch in seelischer Not an und wollte aufgesucht werden, konnte dafür ein Fiat 500 benutzt werden, den wir von der AOK bekommen hatten. Leider ist dieser Dienst 2020 wieder eingestellt worden. Etwas Vergleichbares konnte seitdem nicht wieder aufgebaut werden.

1999 widmeten wir uns dem Thema »Neue Wege zur Arbeit für psychisch Kranke – Integrationsfirmen«, und bei unserer vierten Tagung im Jahre 2000 in Neuwied ging es um »Empfehlungen zur frauengerechteren Psychiatrie aus Sicht von Betroffenen und Professionellen«. Als männlichem Vorsitzenden kam es mir diesmal nicht zu, die Begrüßungsrede zu halten, dies tat unser Vorstandsmitglied Brigitte Theisen mit dem Zitat von Camille Claudel »Ich fordere Freiheit mit Gebrüll!«. Wir waren immer bemüht, dem medizinischen Erklärungsmodell für psychische Erkrankungen soziale und psychologische Herleitungen und Deutungen entgegenzuhalten. Das gelang auch meiner Vorstandskollegin, die in ihrem Eröffnungsvortrag ein Bild der krank machenden Lebensumstände von Frauen zeichnete. Wenn psychisch kranke Frauen dann individueller und institutioneller Gewalt ausgesetzt seien, damit sie doch bitte schön wieder funktionieren sollten, entwickelten nicht wenige autoaggressive Verhaltensweisen, sozusagen als Lebensstrategie zur Bewältigung des Traumas. Dazu aber dürfe es nicht kommen, schloss Brigitte Theisen und mahnte weitreichende Veränderungen in den zwischenmenschlichen Beziehungen, den psychiatrischen Kliniken, der Gemeinde und der Gesellschaft an. Ich weiß noch, dass auf dieser Tagung auch das von Peter Lehmann initiierte Berliner Weglaufhaus vorgestellt wurde, das mit einer eigenen Station für Frauen auf deren Diskriminierungs- oder gar Gewalterfahrungen reagiert hatte. Die Vorstellung weiterer Besonderheiten des Konzepts wie der Verzicht auf stigmatisierende Diagnosen, das normale Umfeld, die Profis mit eigener Krisenerfahrung, die Suche nach individuellen Lösungsansätzen sowie das Angebot einer Weiterbegleitung nach dem Leben im Weglaufhaus mündeten schließlich in die Forderung nach einer Abschaffung der Psychiatrie zugunsten von Krisenhäusern bzw. Weglaufhäusern. Wie immer begnügten wir uns aber nicht damit, zufrieden im eigenen Saft zu schmoren, sondern auch hier waren selbstverständlich zahlreiche Befürworter einer reformorientierten Psychiatrie zu Gast, die nun engagiert für deren Existenzberechtigung eintraten.

Diese Tagungen waren sehr lebendig. Meistens kamen über einhundert Teilnehmende. Auch Vertreterinnen und Vertreter der Landesregierung sowie Roswitha Beck, die Vorsitzende des Kuratoriums Verein zur Unterstützung gemeindenaher Psychiatrie, fehlten kaum einmal. In der »Leuchtfeuer«-Ausgabe zu unserem zehnten Jubiläum schrieb ein Psychiatrieerfahrener, wie überrascht er war, als er einmal so eine Tagung besuchte und dabei die breite Unterstützung und den Respekt durch Politik und Professionelle erfuhr. Dass Psychiatrieerfahrene solche Veranstaltungen auf die Beine stellen konnten, dass sie überdies so offen über sich sprachen, erfüllte ihn mit Stolz und Zuversicht.

Auch wir waren beflügelt von dem Gefühl, mit unserer Psychiatriegeschichte nicht mehr allein zu sein, sondern uns in einem wachsenden Kreis ähnlich Betroffener zu bewegen. Von Anfang an waren wir motiviert und bestrebt, unseren Landesverband mit Leben zu erfüllen und unsere neuen Möglichkeiten, auch durch die Unterstützung des Landes, der Kassen und des Vereins zur

Unterstützung gemeindenaher Psychiatrie, zu nutzen. Zählen konnten wir dabei zum Beispiel auf Dr. Richard Auernheimer, Geschäftsführer des Vereins und von 1999 bis 2007 Staatssekretär im Ministerium für Arbeit, Soziales, Gesundheit, Familie und Frauen sowie Landesbeauftragter für die Belange von Menschen mit Behinderungen des Landes Rheinland-Pfalz.

Da wir einen Sitz im Kuratorium des Vereins zur Unterstützung gemeindenaher Psychiatrie hatten, konnten wir uns dort für die Ausstellung »Bilder aus gesunden und kranken Tagen« einsetzen, die im rheinland-pfälzischen Landtag und anschließend über zwei Jahre in den größeren Städten unseres Bundeslandes gezeigt wurde. Die Idee dazu war mir nach der Diskussion im BPE »Wer ist Eigentümer der Prinzhornsammlung aus Heidelberg, und wo soll sie regelmäßig gezeigt werden?« gekommen. Allerdings hatte ich zunächst nur an eine Ausstellung schöpferisch tätiger Menschen mit Psychiatrieerfahrung gedacht. Im Vereinskuratorium war meine Anregung dann aufgegriffen und erweitert worden. Für unsere inklusive Ausstellung gewannen wir mit der Rheinhessen-Klinik und dem Bundesverband Bildender Künstlerinnen und Künstler begeisterte Mitstreitende. Auch die angeschriebenen Kliniken unterstützten unser Vorhaben, indem sie Fotos zahlreicher in ihren Häusern entstandener Kunstwerke schickten, aus denen das Vorbereitungsteam aussuchen konnte. Dass nun neben den Werken psychiatrieerfahrener Menschen auch die Arbeiten einiger Künstlerinnen und Künstler ohne bekannten Psychiatriebezug hingen, machte die Sache spannender und lud dazu ein, darüber nachzudenken, welche Bilder wohl von einem kranken und welche von einem gesunden Menschen stammten. Da sich dies nicht wirklich feststellen ließ, konnten die Schauenden zu der Erkenntnis kommen: So wenig sich die Bilder aus gesunden und kranken Tagen voneinander unterscheiden lassen, so wenig lassen sich auch gesunde und psychisch kranke Menschen voneinander abgrenzen.

Wir konnten einen beeindruckenden Katalog dazu herausgeben, auf den wir einige positive Resonanz bekamen. Unser Motto, das den 96 Katalogseiten vorangestellt war, lautete: »Es gibt keine kranke Kunst«.

2004 gelang es uns dann, gemeinsam mit Akteurinnen und Akteuren der Behindertenhilfe Rheinland-Pfalz unter der Überschrift »EigenArt« Künstlerinnen und Künstler verschiedenster Disziplinen im Rahmen der Landesgartenschau in Trier zu versammeln. Neben einer Kunstausstellung stellten wir über zwei Monate ein Programm auf die Beine, unter anderem mit Musikdarbietungen, Liedernachmittagen, Gedanken aus dem »Leuchtfeuer«, einem offenen Atelier, Infoständen der Angehörigen psychisch Kranker e. V. und einer Theateraufführung. Auch hier war der Zuspruch groß und wieder ein kleines Stückchen Boden gewonnen im Kampf um Anerkennung von Menschen, die nicht allzeit normal »ticken«.

Eintreten für die eigenen Belange

Ein anderes Vorhaben, das wir mit viel Elan angingen, war die Gründung unabhängiger Beschwerdestellen in Rheinland-Pfalz. Sie sollten Anlaufstellen für psychiatrisch diagnostizierte Menschen, deren Angehörige sowie Mitarbeitende im stationären und komplementären psychiatrischen Bereich sein. Da war ich federführend, und wenn Leute sich bei mir beschwert haben, bin ich der Sache nachgegangen.

Es kam zum Beispiel ein Mann, der in einer Werkstatt für Menschen mit Behinderung arbeitete. Er fühlte sich von einem Vorgesetzten unfair behandelt. Ich bin zu der Werkstatt gefahren, habe mit dem Vorgesetzten gesprochen und ihm die Beschwerde vorgetragen. Hinterher hat dieser Chef seinen Beschäftigten darauf angesprochen, und der ist dann eingeknickt, hat mich angerufen und gesagt, eigentlich wäre alles in Ordnung und es gebe kein Fehlverhalten vom Chef. So ähnlich lief es häufiger ab. Ich habe dann immer sehr nachdrücklich nachgefragt, ob ich in der Sache jetzt aktiv werden sollen. Oft hieß es dann: Nein, ich wollte es dir nur mal sagen.

Damit die Anregungen aus den Beschwerden nicht verpufften, habe ich damit begonnen, solche Fälle, natürlich anonymisiert, auf Tagungen mitzunehmen und in Artikeln für das »Leuchtfeuer« zu schildern. So ist es manchmal gelungen, Missstände unabhängig vom Einzelfall zu beheben. Zum Beispiel haben wir uns erfolgreich dafür eingesetzt, dass zwei Ruheräume, einer für Frauen und einer für Männer, in den Werkstätten eingerichtet wurden. Dasselbe in den Tagesstätten. Viele Frauen fühlten sich in der Gegenwart von Männern unwohl oder waren sogar schon einmal bedrängt worden. Manche Probleme konnten ganz unkompliziert »auf dem kleinen Dienstweg« behoben werden, denn wir waren und sind sehr gut vernetzt, auch mit Leistungserbringern und politischen Entscheidern.

2005 beschlossen wir, ein Schulprojekt ins Leben rufen. Die Initiative dafür ging von Eckhard Bauer aus, der Lehrer gewesen war und damals zweiter Vorsitzender des Landesverbandes. Eckhard hatte vom Schulprojekt des Leipziger Verein »Irrsinnig menschlich e. V.« gehört. Da sind wir beide dann zusammen mit seinem Campingbus hingefahren, haben auf dem Campingplatz genächtigt und uns mit den Leuten vom Verein getroffen. Die haben uns erzählt, wie sie mit Schülerinnen und Schülern und auch mit Lehrkräften ganze Schultage zum Thema seelische Gesundheit und Erkrankungen gestalteten, mit persönlichen und beruflichen Expertinnen und Experten. Wir haben dazu Material bekommen. Eckhard Bauer hat dann Kassetten, CDs und Bücher für Schulen in Rheinland-Pfalz zusammengestellt und ist damit in interessierte Schulen gegangen. Unser Schulprojekt war nicht trialogisch aufgebaut, wie es manche Schulprojekten sind, sondern Eckhard hat das allein gestemmt.

Nach seinem Tode haben wir dann den Verein »Irrsinnig menschlich« mit ihrem Projekt »Verrückt, na und?!« nach Rheinland-Pfalz geholt. Da war ich auch einmal dabei, als sie mit ihrem Angebot in einer berufsbildenden Schule in Cochem waren. Dreißig Schülerinnen und Schüler beschäftigten sich einen Tag lang mit ihrem seelischen Befinden und setzten sich mit ihrer Einstellung zu psychischen Erkrankungen auseinander. Das Projekt bot ihnen die Gelegenheit zum Austausch mit Menschen, die psychische Krisen erlebt hatten und offen darüber sprachen, das war an dem Tag ich. In dem Projekt geht es darum, Vorurteile gegenüber Menschen mit Krisenerfahrung abzubauen, den Schülern auch Ängste im Umgang mit eigenen Krisen zu nehmen und ihnen dabei zu helfen, herauszufinden, was nötig ist, um seelisch gesund zu bleiben. Die Resonanz unter den Jugendlichen in Cochem war recht groß. Es gab viele Wortmeldungen mit Nachfragen, und einige Schülerinnen und Schüler erzählten auch von sich selbst.

Die Leipzigerinnen schulten ein regionales Team, das danach weitere Projekttage im Kreis Cochem anbot. Über unseren Landesverband wurde es vom Ministerium für Arbeit, Soziales, Gesundheit, Familie und Frauen gefördert. Heute haben wir auch in Trier ein solches Schulprojekt nach dem Vorbild von »Irrsinnig menschlich«. Organisiert wird es vom trialogischen Kompetenznetz Depression Trier-Eifel.

Unser Landesverband trug auch dazu bei, dass in rheinland-pfälzischen Kliniken Behandlungsvereinbarungen eingeführt wurden. Nach einer überregionalen Tagung zur Behandlungsvereinbarung 1997 in Bielefeld bat unser Landesverband das Gesundheitsministerium um Unterstützung zur Umsetzung der Behandlungsvereinbarung in Rheinland-Pfalz. Im Psychiatriebeirat berichtete Psychiatriereferent Bernhard Scholten dann wenig später, dass zwei Kliniken die Behandlungsvereinbarung eingeführt hätten, eine Klinik plane die Einführung und weitere acht Kliniken hätten immerhin schon mal eine positive Einstellung dazu.

Das freute mich sehr. Ich war von den Vorzügen der Behandlungsvereinbarung gegenüber dem psychiatrischen Patiententestament überzeugt, weil sie ein Gespräch, eine Verhandlung zwischen den Patientinnen und den Patienten und den Behandelnden in der Klinik erforderte. Ich muss allerdings sagen, dass bei den meisten Kliniken nach der ersten Zustimmung keine nachhaltige Verankerung der Behandlungsvereinbarung stattfand. Datenschutzrechtliche Gründe wurden vorgeschoben, aber ich denke, dass sich die ärztlichen wie die pflegerischen Kräfte nicht gern auf die Finger schauen lassen, denn wenn sie von der Behandlungsvereinbarung abweichen, müssen sie es nach den vereinbarten Spielregeln hinterher begründen.

Im Landespsychiatriebeirat hatten wir auch für den Krisenpass geworben und die übrigen Mitglieder überzeugt. Neben den Vertretern der Politik, der Angehörigen- und Betroffenenselbsthilfe arbeiten dort vor allem Leistungserbringer und Kostenträger mit. Es saßen also auch Vertreterinnen und Vertreter der gesetzlichen Krankenkassen in dem Gremium, was sich noch als Vorteil für uns erweisen sollte. Wenn wir später Projekte planten und die Kassen um eine Förderung baten, »kannten« sie uns bereits und vertrauten auf unsere Kompetenz und Verlässlichkeit. In diesem Fall übernahm die AOK die Druckkosten für 17.000 Krisenpässe. Das Landesministerium für Arbeit, Soziales, Familie und Gesundheit verteilte die Pässe, in die man u. a. eintragen kann, welche Behandlung einem im Krisenfall guttut, welche nicht und wer ggf. zu benachrichtigen ist. Die Sache wurde ein Erfolg, die Krisenpässe waren innerhalb kurzer Zeit vergriffen.

Es tat mir wohl, dass meine Psychiatrieerfahrung jetzt nicht mehr nur Makel und ohnmächtig ertragenes Schicksal war, sondern auch Quelle von Kompetenz und politischer Teilhabe. Ich war zwar immer noch ein kleines Licht, aber immerhin, ich leuchtete.

Momentaufnahme: Kochen und Genießen

Es ist ein Samstagnachmittag im Frühsommer 1999. Ossy, bürgerlich Oswald Bender, und ich schnippeln Möhren und Lauch in Juttas Küche. Ich habe diese tolle Frau bei einem Singletreffen kennengelernt, und wir sind ein Paar geworden. Ja, ich traue mich wieder was! Getragen von meinem Selbstbewusstsein als Selbsthilfeaktivist und gefragter Vortragender habe ich meine Fühler in Richtung Frauenwelt ausgestreckt, und mit Ossy an meiner Seite war es gar nicht so schwierig, mich aufs Partnerwahl-Parkett zu begeben. Jetzt verbringen Jutta und ich viel Zeit miteinander. Wir gehen ins Kino, machen Ausflüge, haben uns sogar gemeinsame Reisen vorgenommen.

Ossy ist sehr oft mit von der Partie. Zum Beispiel bei unseren regelmäßigen Kochsessions, die sich mit Rezeptaussuchen, Einkaufen und der Zubereitung des Essens durchaus mal über mehrere Tage erstrecken können. Jutta lädt uns dazu immer zu sich ein. Ihre Wohnung ist um Klassen besser ausgestattet als meine kleine Behausung mit der sehr schlichten Küchennische. Und Ossys Bude eignet sich auch nicht zum gemeinsamen Kochen und gepflegten Herumlümmeln, wozu bei Jutta jede Menge Platz und Sitzgelegenheiten einladen.

Jutta weckt in uns etwas verwahrlosten Psychiatriepatienten wieder die Freude an kulinarischen Genüssen und einem schön gedeckten Tisch. Vielleicht weil sie mütterlicherseits aus dem Saarland stammt, gehört bei ihr neben feinem Silberbesteck auch das gute Geschirr von Villeroy und Boch dazu. Meine Freundin hat keinerlei Psychiatrieerfahrung und arbeitet an der Uni. Sie hat vorurteilslos, ja, neugierig und interessiert, auf meine Psychiatriegeschichte reagiert. Sie kennt sich mit Technik aus, wie Ossy und ich, und ihr Humor passt zu meinem. Und zu allem Überfluss isst sie auch noch gerne und kann hervorragend kochen! Ich schwebe im siebten Himmel.

Im Moment gibt Jutta aber eher die Regisseurin im Küchenstudio. Sie lässt Ossy und mich wie Souschefs nach Anweisung ackern und ihr ab und zu ein Getränk servieren. Mir macht es Spaß, sie ein bisschen aufzuziehen, wie sie so Grand Dame-mäßig in ihrem Sessel thront und sich bedienen lässt. Zwischendurch diskutieren wir meine Ideen für Vorträge und Aufsätze, und wie so oft bringt unser Austausch mich auf neue Ideen. Gerade habe ich einen Löwenzahnsalat mit Feigenessig komponiert. Nun sind wir dabei, die Zutaten für einen Lammrücken mit cremig-herzhaftem Graupen-Gemüserisotto vorzubereiten: die Marinade aus Kräutern der Provence, Knoblauch, zerdrückten Pfefferkörnern und Olivenöl, den Gemüsefond aus klein gewürfelten Möhren, Lauch, Sellerie, Zwiebel und Petersilie, dazu Schlagsahne, Parmesan, Salz und Pfeffer aus der Mühle. Im Hintergrund läuft die komische Oper »Il viaggio a Reims«, die Gioachino Rossini 1825 anlässlich der Krönung Karls des X. geschrieben hat. Die aufgekratzte Stimmung der Adeligen, die auf dem Weg nach Reims zusammen in einem Luxushotel stranden und sich Gesangsduelle liefern, ehe sie am Schluss Frieden schließen, beflügelt uns. Viva, viva, viva ...! Später werden wir noch Mousse au Chocolat aus Bitterschokolade und Sahne machen. Wir probieren beim Kochen schon mal vom Wein und albern herum. Das Leben kann so schön sein!

Der veränderte Franz

Jutta Moschansky-Koster, Lebensgefährtin von 1998 bis 2001

Franz und ich haben uns Ende 1998 in einem Restaurant in Trier kennengelernt. Eine Annonce in der Zeitung, die Singles zur Gründung einer Freizeitgruppe aufrief, hatte neben einigen anderen auch ihn und seinen Freund Ossy, und mich, ebenfalls mit einer Freundin, dort hingeführt.

Franz und ich waren uns gleich sympathisch, denn wir hatten einen ähnlichen Humor, haben viel gelacht und die Gruppe zum Mitlachen gebracht. Wir beide haben uns direkt für samstags und sonntags wieder verabredet, und dann war schon klar, dass wir ein Paar sind ... mit der ganzen Emotionalität frisch Verliebter.

Er hatte mir schon in diesen ersten gemeinsamen Tagen direkt von seiner Diagnose und den Klinikaufenthalten erzählt, aber auch, dass er laut Ärzten und Schwestern wieder gesund sei. Für mich war das Thema spannend. Ich war vorher noch nie mit den Krankheitsbildern der Schizophrenie konfrontiert worden und wollte da einen Einblick bekommen, zumal Franz vorhatte, sich weiter und tiefer in der Selbsthilfe Psychiatrieerfahrener zu engagieren. Ich habe im Internet recherchiert, und er hat mir haufenweise Bücher zu dem Themengebiet angeschleppt, allen voran das dicke Buch von Peter Lehmann »Psychopharmaka absetzen«. Er wollte seine Medikamente auch absetzen und ich habe dahintergestanden – nicht ahnend, was das auch bedeuten könnte.

Wir haben uns fast täglich getroffen. Tagsüber bin ich meinem Job als Chemotechnikerin an der Uni nachgegangen, Franz hat seine Sachen in seiner Wohnung erledigt. Abends haben wir dann gemeinsam gekocht und über alles Mögliche geplaudert und uns aus unseren Leben erzählt.

Die Wochenenden und Feiertage haben wir meist zu dritt mit Ossy verbracht. Wir haben Ausflüge gemacht, Weinfeste besucht, viel gelacht und diskutiert. Auch unser Interesse an allem Technischen hat uns verbunden. Alle paar Wochen haben wir gemeinsam bei mir ein Drei-Gänge-Menü gekocht.

Franz hatte sich einen Namen in der »Szene« geschaffen, und ich bin oft zu den verschiedenen Eröffnungen, Vorträgen und Tagungen mitgekommen. Ich habe auch seine Eltern und die beiden Kinder kennengelernt.

Im Jahr 2000 vermehrten sich die Aktivitäten von Franz, und es kam häufiger zu Reibereien mit den Menschen seiner verschiedenen Gremien und Gruppen. Auch mir gegenüber wurde er rechthaberisch und streitsüchtig, und ich war höchst irritiert, weil ich ihn so nicht kannte. Ende Juni wurde mir der veränderte Franz zu viel, und ich habe die Beziehung beendet. Trotzdem haben wir uns hin und wieder weiter zu dritt getroffen. Gegen Ende des Jahres war er dann freiwillig in der Klinik. Psychiatrie-Profis, mit denen er bei Seminaren zusammentraf, hatten ihn dazu überredet, weil seine Manie nicht mehr zu übersehen war.

Anfang 2001, wieder zurück aus der Klinik, driftete er tiefer in die Manie. Er schlief fast nicht mehr und wollte teilweise schon frühmorgens am Telefon stundenlang mit mir diskutieren oder von seiner Nacht erzählen, die er fotografierend in der Stadt verbracht hatte. Dann kamen die Wahngedanken: Er glaubte sich zu Höherem berufen, ein hoher Posten bei der Deutschen Bank war damals zu besetzen. Er werde zu einem Managertraining gehen, auf dem »DIE« feststellen würden, dass er die perfekte Eignung für die Position besitze. Seine Ex-Frau habe das initiiert und halte die Fäden in der Hand.

Als die Stelle anderweitig vergeben wurde, kaprizierte sich Franz auf die Nachfolge des UN-Generalsekretärs, Kofi Annan. Ups ... Meiner Natur entsprechend wollte ich ihm seine Ideen ausreden und meine Argumente mit Fakten belegen, aber ich drang nicht mehr in seine Konstrukte ein.

Es begann dann eine Serie von Klinikaufenthalten. Auf freiwilliger Basis wollte man ihn nicht mehr behalten, weil er Medikamente ablehnte und die ganze Station »aufmischen« würde mit seinem andauernden und durchdringenden Geschwätz. Aber Franz erzwang die Aufnahme per Beschluss, indem er zum Beispiel einen Suizid ankündigte. Nach sechs Wochen wurde er dann entlassen, ohne wirklich stabil zu sein, eingestellt auf hohe Medikamentendosen, die er sofort wieder absetzte, sodass der nächste Klinikaufenthalt vorprogrammiert war. Das ging über viele Monate so.

Obwohl es für mich schwer auszuhalten war, meinen einstigen – brillanten und emotionalen! – Partner in der Klinik als Wrack mit tränenden Augen und sabberndem Mund vorzufinden, blieb ich an ihm dran. Ich wollte ihn nicht allein lassen, wie es damals seine Ehefrau getan hatte, weil ich fürchtete, dass er dann wirklich seinem Leben ein Ende bereiten könnte. Zum anderen hoffte ich, mit den ganzen Gesprächen eine Öffnung seines paranoiden Gebildes zu bewirken, durch die ich zu ihm vordringen könnte.

Vorerst aber wurde Franz immer ungepflegter. Er wusch sich nicht, trug immer dieselben Sachen, ließ Haare und Bart wuchern. Wenn wir zwischen den Klinikaufenthalten gemeinsame Freizeit geplant hatten, habe ich ihn schon mal aus dem Auto geworfen, weil ich den Geruch nicht ertragen wollte. Offensichtlich fand er das lustig! Er stieg aus dem Auto und lachte und winkte zum Abschied. Zu anderen Zeiten wurde er von Ängsten bis hin zur Panik gequält, weil er sich überwacht wähnte. Sogar sein Klo sei verkabelt ...

Irgendwann zerbröselte sein Konstrukt. Das hat ihn sehr deprimiert. Nach seiner Entlassung hat er seine vorgegebene Medikation endlich genommen, und wir haben eine Weile versucht, unser schönes Leben von vorher wieder aufzunehmen. Aber dann meinte er, dass auch schöne Zeiten und starke Gefühle einen in die Krise bringen können, und er wolle nicht mehr in die Klinik. Wir haben uns daraufhin endgültig getrennt, und jeder hat sein Leben anders gestaltet. Aber wir sind bis heute freundschaftlich verbunden.

Das Persönliche Budget

Ab 2003 nahm ich das Persönliche Budget in Anspruch. Zu seiner Einführung 1998, zunächst nur modellhaft und nur in Rheinland-Pfalz, habe ich mein Teil beigetragen, indem ich den Psychiatriereferenten Bernhard Scholten und sein Ministerium mit Argumenten aus Sicht der Psychiatrieerfahrenen ausrüstete. Das war nötig, weil es Widerspruch nicht nur aus anderen Bundesländern gab. Man fürchtete einen Paradigmenwechsel und zweifelte die Rechtmäßigkeit des Vorhabens an.

Vorher hatte ich bereits an der Seite von Uli Krüger an der Einführung der Integrierten Behandlungs- und Rehabilitationspläne, IBRP, mitgewirkt. Das war ein Projekt der Aktion Psychisch Kranke, das auf die sogenannten personenzentrierten Hilfen abzielte. Jeder Mensch in einer dauerhaften psychischen Krise sollte, unterstützt u. a. von kundigen Psychiatrieerfahrenen, an einem umfassenden Plan zu seiner Behandlung und Rehabilitation mitwirken können. Dieser Ansatz war es gewesen, der beinahe zwangsläufig die Forderung nach einem Persönlichen Budget aufkommen lassen musste: Der unterstützte Mensch sollte weitgehend selbstbestimmt eine festgelegte Summe Geldes für ihm sinnvoll erscheinende Hilfen ausgeben dürfen.

Mit der rheinland-pfälzischen »Hilfe nach Maß« gab es dann erstmals in der Bundesrepublik eine Art Persönliches Budget, also die Möglichkeit, Leistungen – hier der Sozialhilfe – als pauschale Geldleistung zu erbringen bzw. zu erhalten. Das Projekt beruht auf der Überzeugung, dass Menschen mit Behinderungen die besten Experten in eigener Sache sind. Unter Beachtung ihrer Fähigkeiten und Bedürfnisse sollten sie Entscheidungen, die sich auf ihr Leben auswirken, eigenverantwortlich treffen können.

Mein Persönliches Budget baute auf den bereits vorhandenen Hilfen auf. Schon seit einigen Jahren hatte ich Leistungen des Raphaelshauses genutzt. Das Raphaelshaus ist eine Anlaufstelle für Menschen mit psychischen Problemen und ihre Nächsten in Trier. Es bietet Wohnheimplätze an, aber auch die Betreuung in der eigenen Wohnung.

Einmal in der Woche besuchten mich ein Sozialarbeiter und eine Sozialarbeiterin und sprachen mit mir über mein Befinden, meine Probleme und Pläne. Ich fand es gut, Unterstützung im Alltag zu haben, hatte aber zugleich immer ein bisschen das Gefühl, dass diese Besuche Pflichtübungen waren und spürbar der Finanzierung der Einrichtung dienten. Zum Beispiel hätten die beiden ja auch abwechselnd kommen können, einmal er, einmal sie, und auf diese Weise vielleicht häufiger. Trotzdem war mir der etwas jüngere Mann recht sympathisch und so wählte ich ihn als professionellen Unterstützer nach dem Persönlichen Budget aus. Man könnte sagen: Vorher war er die Leberwurst, die mir das Raphaelshaus ungefragt aufs Brötchen geschmiert hatte, jetzt war er der selbst gewählte Belag auf der selbst ausgesuchten Semmel. Das Angebot schmeckte mir jetzt deutlich besser. Allein, dass ich es nun war, der die Verantwortung für die Unterstützung trug, die man mir angedeihen ließ, tat gut. Ich fühlte mich stärker, selbstbewusster, lebendiger, und auch mein Unterstützer, so empfand ich es, trat mir motivierter gegenüber. Er hatte eine sehr praktische Auffassung von seiner Tätigkeit, was mir gut passte.

Bevor er in seiner neuen Funktion als gebuchter Unterstützer in meine Wohnung kam, erarbeiteten wir gemeinsam den ersten Integrierten Behandlungs- und Rehabilitationsplan meiner Karriere als Psychiatriepatient. Detailliert erhoben wir meine Situation sowie meine Wünsche und Bedürfnisse in verschiedenen Bereichen. Auch grundsätzliche und mittelfristige Ziele erfragte Martin* und trug sie in das mehrseitige Dokument ein. Aus all dem wurde dann die Unterstützung abgeleitet, die ich benötigte, und ein bestimmter Leistungsumfang bestimmt.

Das Budget hatte sich bundesweit noch nicht so recht durchgesetzt. Von Anbieterseite zweifelte man noch an, ob wir Menschen mit psychiatrischen Diagnosen wirklich imstande seien, Geld für unsere Unterstützung auch ordentlich auszugeben und abzurechnen. Und so propagierte man diese Leistung nicht und tat sich schwer, sie den Antragstellern auch tatsächlich in vollem Umfang zu gewähren. Ich weiß noch, dass dieses Geld für die von mir gewünschten Leistungen am Anfang immer direkt an das Raphaelshaus floss. Erst später erhielt ich es dann direkt auf mein Konto und gab es für die vereinbarten Leistungen aus.

Wenn irgendeine psychiatrische Zuwendung mir auf meinem Recoveryweg geholfen hat, dann diese Unterstützungsleistungen aus dem Persönlichen Budget. Mit meinem Psychiater hatte ich ja nur einmal im Quartal einen kurzen Wortwechsel: Wie geht's? Wie schlafen Sie? Irgendwelche besonderen Vorkommnisse, die eine Änderung der Medikation nötig machen? Nun wurden mir mit dem Budget jede Woche zwei Stunden unterstützende Gespräche gewährt.

Einen Teil der Gespräche führte ich mit dem Leiter des Raphaelshauses, einem Psychologen. Meistens diskutierten wir über Psychiatriepolitik. Das diente vielleicht nicht der Aufarbeitung meiner Krisen oder meiner Alltagstauglichkeit, stabilisierte mich aber durchaus, denn in diesen Gesprächen war ich ein geschätztes Gegenüber. Der Psychologe hatte selbst Spaß an den Diskursen, es war ein Stück gelebte Normalität.

Martin wiederum hatte ich vorgeschlagen, regelmäßig für ihn zu kochen. Er würde an der Art, wie ich diese Aufgabe meisterte, sehen, wie es mir ginge. Beim gemeinsamen Essen sprachen wir dann alles Mögliche. Im Raphaelshaus scherzte man nach einiger Zeit, Martin würde sich von mir durchfüttern lassen. Aber Martin half mir tatsächlich. Wenn ich Probleme hatte, konnte ich diese ansprechen. Er begleitete mich bei Bedarf zu Behörden und packte sehr handfest mit an, er half mir zum Beispiel beim Bau meiner Küche in meiner Genossenschaftswohnung. Auch die wöchentliche Stunde hauswirtschaftliche Unterstützung bzw. Putzhilfe, tat mir gut. In einem sauberen und einigermaßen geordneten Haushalt zu leben, heiterte mich auf.

Vor dem Einzug in die Genossenschaftswohnung war ich kurze Zeit obdachlos gewesen, denn der Vermieter meiner Unterkunft, in die ich nach dem Ende der Beziehung zu meiner

Freundin aus den Depressionsjahren gezogen war, hatte eine Eigenbedarfskündigung ausgesprochen. Mal wieder in einer manischen Phase mit langem Bart und ungepflegtem Äußeren, hatte ich nicht gleich wieder eine Wohnung finden können. Dieselbe Chefärztin übrigens, die mir vorher vorgeworfen hatte, ihr nachzustellen, sorgte nun in dieser Notsituation liebenswürdigerweise dafür, dass ich auf der Station bleiben konnte, bis es gelungen war, mir diese Genossenschaftswohnung zu sichern. Martin half mir damals noch als BeWo-Kraft (Betreutes Wohnen) beim Umzug. Ich hatte 2001 nicht viele Freunde, die für einen solche Einsatz zu gebrauchen waren. Ich war also sehr froh über Martins Unterstützung und über den Rückhalt, den ich beim ihm fand.

Außer mir wohnten in dem genossenschaftlichen Wohnprojekt mit dem Motto »Miteinander-Füreinander« zu der Zeit nur Frauen. Diese waren wenig begeistert, dass nun ein Mann mit Psychiatriegeschichte einzog. Und so hatte ich anfangs manches Sträußchen mit ihnen auszufechten bzw. ich versuchte meinerseits, zu deeskalieren und ihre Ängste durch Zurückhaltung zu beschwichtigen. Natürlich stresste mich die Situation erheblich, und ich konnte manche Nacht nicht schlafen. Einmal kursierte die Geschichte, ich hätte mit einem Messer in der Hand hinter meiner Tür gehockt. Schließlich half mir ein Sozialarbeiter der Genossenschaft, die Situation zu befrieden, indem er für friedliche Koexistenz auf Distanz plädierte.

Ich hatte damals also wenig Kontakte in meinem Wohnumfeld. Eine Arbeit hatte ich nach dem Debakel mit der Handwerkskammer auch nicht. Und meine Beziehung zu Jutta war nach einer längeren manischen Phase schon wieder zu Ende. In der Selbsthilfe war es gerade sehr ruhig, sodass ich zeitweise im Leerlauf lief. Zwar besuchte ich schon wieder die Sauna, lud Freunde aus der Selbsthilfe zu mir ein, aber ich wünschte mir mehr Erfüllung durch sinnvolles Tun und strebte zeitweise ein weiteres Ehrenamt an. Vielleicht, so dachte ich, könnte ich meine kaufmännischen Kenntnisse im Bereich der Caritas einbringen. Aber als Psychiatrieerfahrener konnte ich dort nicht landen. Später erfuhr ich, dass eine ehrenamtliche Betätigung von Menschen mit der Diagnose Schizophrenie auch dadurch erschwert wird, dass keine Versicherung bereit ist, Menschen mit dieser psychischen Erkrankung gegen Unfälle im Rahmen einer solchen Tätigkeit zu versichern – was einem Ausschluss psychiatrisch diagnostizierter Menschen aus weiten Teilen des Einsatzbereiches Ehrenamtlicher gleichkommt.

Zu meinen Eltern hatte ich nach wie vor ein gutes Verhältnis, aber meine Kinder sah ich kaum. Meistens hatten wir – wenn überhaupt – nur schriftlichen Kontakt. Das schmerzte mich. Auch wünschte ich mir mehr freundschaftliche Kontakte über die Psychiatrieerfahrenenszene hinaus. Aber ich hatte gerade nicht viel Mumm, das anzupacken. All dies konnte ich mit dem regelmäßig vorbeischauenden Martin besprechen. Er unterstützte mich auch dabei, meine Tage besser zu strukturieren und mein Befinden sowie mein Verhalten zu reflektieren.

Wenn ich in einer eher depressiven Stimmung war, neigte ich dazu, Vorhaben vorschnell wieder aufzugeben. Geriet ich in eine manische Phase, überschätzte ich mich hingegen und brachte andere Menschen gegen mich auf, weil ich sie entweder zutextete oder durch Arroganz und Gereiztheit vor den Kopf stieß. In der Manie war ich nicht ansprechbar, nicht konfliktfähig. Ich verlor so Freunde und habe vermutlich auch einige meiner Geschwister auf diese Weise in die Flucht getrieben. Ein Bruder hat mir sogar Hausverbot erteilt. Er erklärte das zwar damit, ich hätte ihn bei seiner Tochter schlechtgemacht, aber ich denke, eher irrationale Ängste vor der Diagnose haben dabei auch eine Rolle gespielt.

Umso wichtiger war es, endlich Verantwortung für meinen Part bei den Schwierigkeiten mit anderen zu übernehmen. Unterstützt von Martin versuchte ich, ein besseres Gespür für mein Befinden bzw. die sogenannten Frühwarnzeichen zu gewinnen:

Wie kündigte es sich an, dass ich auf dem Weg in eine kritische Phase war?

Ich registrierte, dass ich mich in solchen Zeiten – ausgelöst etwa durch Konflikte oder Kränkungen, aber auch durch besonders schöne Begegnungen und Erfolgserlebnisse – nachts oft lange schlaflos herumwälzte. Manchmal geriet der gesamte Schlaf-Wach-Rhythmus aus den Fugen. Ich hatte dann wenig Durst, aber viel Hunger. Ein Warnzeichen konnte aber auch sein, dass ich gar keinen Appetit mehr hatte. Auch meine Motorik spiegelte die innere Disharmonie wider: Sie verlangsamte sich oder wurde, im Gegenteil, hektisch und unkoordiniert. Andere sagten mir, dass sie sich Sorgen machten, wenn meine Augen unruhig flackerten oder trübe wurden, wenn ich bleich und aufgedunsen aussah und Ringe unter den Augen hatte.

Ich wollte künftig Signale anderer ernst nehmen, aber auch selbst darauf achten, rechtzeitig Gegenmaßnahmen einzuleiten. Das wollte ich schaffen, ohne meine Medikamentendosis hochzusetzen. Stattdessen war mein Plan, durch eine ruhige Lebensführung mit wiederkehrenden Abläufen, ausreichend Schlaf, Aromatherapie und anthroposophischen Medikamenten weitere Zwangseinweisungen in die Psychiatrie zu vermeiden. Es galt, in einer Balance zu bleiben, statt manisch aufzudrehen oder in die totale Erschöpfung zu fallen.

Da Martin mich regelmäßig sah, konnte ich meine Wahrnehmung gut mit seiner abgleichen. Das beruhigte und stabilisierte mich ebenso wie seine Begleitung bei Behördengängen und die Gewissheit, mit dem Persönlichen Budget im Rücken fast zu jeder Zeit Zugang zum Krisendienst des Raphaelshauses zu haben. Hatte ich plötzlich Probleme mit meinem ehrenamtlichen oder privaten Umfeld, konnte ich nicht nur »meinen« Sozialarbeiter ansprechen. Nein, auch die anderen Mitarbeiterinnen und Mitarbeiter des Budgets kannten mich und leisteten mir im Notfall Unterstützung.

Ich erinnere mich noch an ein Osterfest, irgendwann in den 2000er-Jahren. Ich war hoch manisch und bin durch die Stadt gelaufen, rauf auf den Petrisberg. Ich dachte, jemand würde mich verfolgen, und so hastete ich kreuz und quer durch die Weinberge und dann wieder zurück in die Stadt. Was nun? In meine Wohnung konnte ich nicht, denn ich dachte, ich würde dort überwacht werden. Stattdessen meldete ich mich im Obdachlosenasyl, das auch zur Caritas gehört, wie das Raphaelshaus. Es muss nachmittags, so gegen vier Uhr gewesen sein. Ich sagte den Betreuern, ich könne nicht mehr schlafen und wolle in ihrer Unterkunft übernachten. Auf ihre Fragen gab ich an, vom Raphaelshaus betreut zu werden, und so riefen sie dort an. Wenig später wurde ich abgeholt und konnte die Nacht im Raphaelshaus verbringen. Ich habe auf einem Sofa geschlafen, und am anderen Tag war ich wieder so weit bei mir, dass ich in meine Wohnung zurückkehren konnte. Ähnliches passierte noch zwei-, dreimal. Jedes Mal wurde ich im Raphaelshaus aufgefangen und schaffte es, aus meinem Albtraum, verfolgt zu werden, auszusteigen.

Über zehn Jahre habe ich das Persönliche Budget in Anspruch genommen. Übrigens reduzierten sich während dieser Zeit die Besuche bei Allgemeinmedizinern erheblich. Ich fühlte mich gesünder und wurde auch objektiv betrachtet fitter.

Beim Bundesverband Psychiatrie-Erfahrener wurde ich Ansprechpartner für Fragen zum Persönlichen Budget. Nachdem die Testphase in Rheinland-Pfalz als Erfolg gewertet worden war, wurde es am 1. Juli 2001 als Bestandteil des SGB IX bundesweit verfügbar. Seit 2008 haben Menschen mit Behinderung bei Vorliegen der rechtlichen Voraussetzungen einen Rechtsanspruch darauf, sich Leistungen zur Teilhabe und Rehabilitation in eigener Regie und Verantwortung zu organisieren und einzukaufen.

Die Entwicklung hin zum trägerübergreifenden Persönlichen Budget als Komplexleistung haben wir im BPE immer mit vorangetrieben. Gerne erinnere ich mich an meinen Kollegen Uli

Lück, der in der Sache geradezu ein Pionier war. In einer manischen Krise 2008 wollte er nicht in die psychiatrische Klinik gehen, sondern sein Budget für einen Aufenthalt in einem ruhig gelegenen kleinen Bungalow nützen. Von der Krankenkasse bezahlt werden sollten eine Krankenschwester, die täglich nach ihm schauen würde, gelegentliche Telefonate mit seinem Psychiater und Gespräche mit einem Sozialarbeiter nach Bedarf. Das lehnte die Krankenkasse damals ab. Aber Uli Lück war einer, der an der Tür zur Komplexleistung rüttelte, und er erkämpfte sich am Ende immerhin ein einfaches Budget, finanziert vom Sozialamt. Das ermöglichte ihm einen Aufenthalt in seinem privaten Garten mit Hilfe bei Gartenarbeiten, Fahrten zu Ärzten und zu seiner Familie sowie Gesprächen zur Reflexion seiner aktuellen Situation. Auch so konnte er dann den Klinikaufenthalt vermeiden.

Genesung ist möglich

Seit 2005 hatte ich einen Floh im Ohr, und der hieß Recovery. Das Konzept kam aus den USA und Neuseeland. Recovery heißt Genesung, und der Recoveryansatz in der Psychiatrie wird getragen von dem Wissen und der Zuversicht, dass auch Menschen mit einer Schizophreniediagnose wieder ein zufriedenes, selbstbestimmtes Leben mit sinnvollem Tun und erfüllten Beziehungen führen können.

Anders als viele traditionelle Psychiater uns glauben machen wollten, gab es bereits Studien über Menschen, die nach psychotischen Krisen wieder vollständig genesen waren. Nur hatten diese Studien und die Mut machenden Erfahrungen dieser Genesenen keine großen Auswirkungen auf die psychiatrischen Konzepte gehabt, und uns waren sie schlicht nicht bekannt gewesen. Wenn mal die Rede auf jemanden kam, der sich nachhaltig wieder erholt hatte, taten Psychiater das gern als äußerst seltene »Spontanremissionen« ab oder stellten infrage, ob die Person vorher überhaupt eine Psychose gehabt hatte. Die Genesungsberichte wurden so in Zweifel gezogen. Die Diagnose Psychose oder gar »Schizophrenie« hatte den Beiklang der »Unheilbarkeit« und lud jedem Betroffenen das schwere Gewicht der Entmutigung direkt auf die Schultern.

Die amerikanische Selbsthilfebewegung aber hatte schon in den Neunzigerjahren die persönlichen Erfahrungen und Ressourcen der Betroffenen zum Ausgangspunkt des Recoveryansatzes gemacht. Die Botschaft: Genesung ist möglich. Das Aufregende war: Hier bedeutete »Genesung« nicht, möglichst keine Symptome mehr zu haben und wieder irgendwie zu funktionieren. Das Recoverykonzept stellte vielmehr die persönliche Sinnfindung in den Vordergrund und ermutigte Betroffene, eigene Kriterien für ein gelingendes Leben aufzustellen. Wir sollten selbst bestimmen, wie wir leben wollten. Dafür galt es, die eigenen Ressourcen einzusetzen und selbst Verantwortung zu übernehmen. Das war keine grundsätzliche Absage an psychiatrisches Handeln, aber wir wollten gefragt werden, wie wir uns unser künftiges Leben vorstellen, was wir denken, wie persönliche Genesungswege unterstützt werden können.

Mit Verspätung wurde das Potenzial des Recoveryansatzes auch in Deutschland bekannt. Einigermaßen stolz kann ich sagen, dass wir im Landesverband Psychiatrie-Erfahrener Rheinland-Pfalz zu den Ersten gehörten, die den Recoveryansatz systematisch aufgriffen, und zwar mit unserer zehnten Fachtagung 2006, die den Titel hatte: »Wege der Genesung – wieder in die Gesellschaft«. Die Wiener Psychiaterin Prof. Michaela Amering, die wenig später gemeinsam mit der Dachauer Psychoanalytikerin Dr. Margit Schmolke im Psychiatrie Verlag ihr Buch »Recovery. Das Ende der Unheilbarkeit« herausbrachte, war die Hauptreferentin. Ihr Vortrag »Hoffnung – Macht – Sinn« haute uns alle um. Auf den Heimreisen nach der Veranstaltung gab es für die Tagungsgäste kein anderes Thema als die internationalen

Beispiele genesener Menschen mit psychiatrischer Diagnose. Die Genesungsgeschichten haben damals bis in die Werkstätten für Menschen mit Behinderung, WfbM, Wellen geschlagen. Das weiß ich von den Caritas-Werkstätten in Trier, wo es sowohl am ersten Arbeitstag nach der Tagung als auch bei der Vollversammlung kurz darauf nur ein Thema gab: Recovery. Einige der Beschäftigten dort sind später ausgestiegen, haben sich auf eigene Kosten eine Psychotherapie besorgt und leben schon seit mehr als zehn Jahren in einer eigenen Wohnung, ohne Medikamente und Klinikaufenthalte.

Noch lange nach der Tagung machten uns die positiven Beispiele Mut. Dazu gehörten auch die Berichte der psychiatrieerfahrenen Referenten, die wir eingeladen hatten: Kalle Pehe und Norbert Südland. Sie erzählten, wie wichtig es für ihre Genesung gewesen war, dass sie nicht an die Unheilbarkeit ihrer Erkrankung glaubten. Für Kalle Pehe war ein Vortrag von Dorothea Buck die Initialzündung gewesen. Norbert Südland hatte fest an seine Fähigkeit geglaubt, sein Physikstudium erfolgreich abschließen zu können, und tatsächlich gelang es ihm, den Doktortitel zu erwerben. Mit ihrer Zuversicht waren beide imstande, trotz ihrer Diagnosen ein Selbstwertgefühl zu entwickeln und sich nicht zu sehr in die Patientenrolle hineinzugeben. Bei Kalle Pehe trugen neben einem kooperativen Psychiater vor allem seine Partnerin, die Kinder, Geschwister und der Arbeitsplatz Schule – er ist Lehrer – zur Genesung bei. Bei Norbert Südland waren es das Elternhaus und die sinngebende wissenschaftliche Beschäftigung mit der Physik.

Viele fühlten sich nun ermutigt, das eigene Leben im Lichte der Genesungshoffnung zu betrachten. Auch die Kuratoriumsvorsitzende des Vereins zur Förderung gemeindenaher Psychiatrie, Roswitha Beck, wurde wie wir vom Schwung der Tagung ergriffen. Noch vor dem Ende der Veranstaltung sagte sie die Finanzierung des Projektes »Aktivierung der Psychiatrie-Erfahrenen im Sinne von Recovery« zu. In unserer Tagungsdokumentation schrieben wir voller Begeisterung: »Der Landesverband Psychiatrie-Erfahrener Rheinland-Pfalz e. V. hat mit diesem zukunftsweisenden Thema ›Wege der Genesung – wieder in die Gesellschaft‹ bei den anwesenden professionellen und psychiatrieerfahrenen Menschen eine positive Haltung hervorgerufen – eine Abwendung von der traditionellen krankheitsorientierten Behandlung zu integrativen, multidimensionalen Konzepten (Salutogenese). Bei den psychiatrieerfahrenen Menschen wurde ein Gefühl von Verstehbarkeit, Handhabbarkeit/Bewältigung und die Energie zur Überwindung schwieriger Situationen entdeckt – die Anwesenden verstanden diesen Tag als den Wandel ihrer Sichtweise.«

Auch ich ging mit neuem Elan meinen Weg weiter in Richtung Sinn, Akzeptanz und Lebensqualität. Seit 1995 war ich ja Mitglied der Betroffenenselbsthilfegruppe in Trier. Zu Anfang waren wir nur drei, vier Leute gewesen, dann kamen ein paar neue Mitglieder hinzu, und wir waren plötzlich zehn, zwölf Menschen, die sich zweimal monatlich zum Austausch trafen. Ich hatte immer schon mal die eine oder andere Freizeitunternehmung initiiert, für Selbsthilfe-Freunde gekocht, dabei hatten wir Themen diskutiert und allerlei Kreatives gemacht. Nun, im Zeichen von Recovery, verstärkten wir alle Aktivitäten, die uns wieder mehr in die Gesellschaft führten und unser Leben normalisierten. Zwar gab es in unserer Trierer Selbsthilfegruppe schon einzelne Mitglieder, die seit Jahren nicht mehr in der Psychiatrie gewesen waren, aber nur wenige hatten ihre Ängste so weit bezwungen, dass sie wieder ein weitgehend »normales« Leben inmitten der Allgemeinbevölkerung anstrebten oder bereits führten. Die Mehrheit war von beidem weit entfernt.

Auch mich deprimierte, dass sich meine privaten Kontakte weitgehend auf die Psychiatrieszene beschränkten. Zwar fand ich hier unbestritten wertvolle Freundschaften und Bekanntschaften.

Aber es musste doch auch möglich sein, außerhalb des Dunstkreises der Psychiatrie nachhaltig freundschaftliche Bande zu knüpfen, Interessen und Erlebnisse mit Menschen zu teilen, die keine Psychiatriegeschichte hatten, so wie es mir eine Zeit lang mit Jutta gelungen war. Ich war doch weit mehr als nur ein Mensch mit Schizophreniediagnose!

So suchte ich nach Wegen, alte und neue Freunde zu finden, für die meine Psychiatriegeschichte kein Thema war. Seit etwa 2008 nahm ich wieder an den Treffen der Freunde aus Studienzeiten teil. Tatsächlich spielte meine Diagnose in den Gesprächen keine große Rolle. Wir redeten über alte Zeiten, lachten zusammen über manche Anekdote. Später habe ich einmal eine Weinprobe in dem Moselörtchen Köwerich für sie organisiert. Aber mir war natürlich schon immer schmerzlich bewusst, dass ich keine Karriere wie sie gemacht hatte und auch zum Thema Ehepartner und Kinder nur wenig beitragen konnte.

In den Freizeitaktivitäten der Selbsthilfegruppe stellten wir noch stärker unsere Gesundheit, unsere Begabungen und sportlichen sowie kulturellen Interessen in den Vordergrund. Zu unseren ca. zwanzig sozialen Integrationsaktivitäten gehörte das Brunchen, der Besuch und auch die Organisation von Ausstellungen und Vorträgen sowie Bewegungsangebote wie Spaziergänge etc. Daran nahmen bis zu dreißig Personen teil.

Neben dem Recoverygedanken hatte ich dabei auch die Idee des »Empowerment« im Kopf: Indem wir Unternehmungen planten und durchführten, vertrauten wir in unsere Fähigkeiten, unser Leben in eigener Regie führen zu können. Wir räumten uns das Recht ein, unsere Bedürfnisse zu verfolgen, überwanden Resignation und Ängste, brachten Kenntnisse und Kompetenzen ein und übten uns in Respekt und Selbstrespekt. Zugleich bewegten wir uns dabei im öffentlichen Raum, waren ganz bewusst Teil der Gesellschaft.

Der Macher

Resi Limbach und Jörg Franz, langjährige Vorstandsmitglieder des Landesverbandes Psychiatrie-Erfahrener Rheinland-Pfalz

Resi Limbach: Als ich Franz-Josef zum ersten Mal gesehen habe, war ich etwas irritiert. Er preschte in den Raum, in dem gleich die Mitgliederversammlung des LVPE stattfinden sollte und trug einen Rauschebart bis fast an die Brust. Ich dachte: Hier kommt Jesus von Nazareth, und die Jünger versammeln sich um ihn. Da hatte ich mir dann schon ein Urteil gebildet, habe das aber später revidiert. Jörg und ich hatten ein Jahr vorher unsere Selbsthilfegruppe gegründet, und wenig später hat Franz-Josef schon all seine Überredungskunst aufgewendet, um uns für den Landesvorstand anzuwerben.

Jörg Franz: Er hat schnell gemerkt, dass wir das eine oder andere können. Ich habe einen betriebswirtschaftlichen Hintergrund, Resi war bei der Justiz angestellt. Ich habe mich dann breitschlagen lassen, die Buchführung zu prüfen und Resi hat die Schriftführung übernommen.

Resi Limbach: Den Porsche in der Protokollführung hat er mich genannt. Ja, Franz-Josef kann Leute rekrutieren.

Jörg Franz: Wir im Pfälzischen sagen: lästig wie 'ne AB-Mick, das heißt lästig wie eine Mücke auf dem Abort. Wenn er etwas will, kann er extrem stur und aufdringlich sein. Aber zugegeben, hinterher ist es ein gutes Gefühl, etwas Wichtiges beigetragen zu haben.

Der Franz-Josef gehört zu den Typen, die unheimlich viele Ideen haben, und dann, wenn es ums Umsetzen geht, wenn man da mal ein bisschen nachhakt, dann hat er das doch noch nicht zu Ende gedacht. Er hat die Mitglieder oft mit seinen Ideen überfordert. Da hat er dann in seinem stillen Kämmerlein Vorhaben ausgebrütet und in der Mitgliederversammlung Leute damit betraut, die manchmal nicht wussten, wie ihnen geschah.

Resi Limbach: Aber es war auch immer schwierig, fitte Leute für den Vorstand zu gewinnen. Viele haben sich diese Tätigkeit nicht zugetraut. Oder sie haben sich wählen lassen und ihren Posten dann nicht wirklich ausfüllen können. Ohne Franz-Josef wäre gar nichts gegangen, damals in den Nullerjahren. Der ist ein Macher, und er hat die Führungsrolle angenommen.

Er ist ja damals auch immer mal wieder in die Krankheit reingegangen, hatte psychotische Schübe und musste aussetzen. Und ich hatte das Gefühl, dieser Vorsitz im damaligen Landesverband, der war für den Franz-Josef sehr wichtig für sein Selbstwertgefühl. Immerhin ist er ein studierter Mensch und einfach auf null zurückzufahren und gar nichts mehr zu leisten, das ging überhaupt nicht bei Franz-Josef. Es war wichtig für ihn, dass er immer wieder bestätigt wurde: Ich bin Vorsitzender, ich kann noch was.

Jörg Franz: Was er noch konnte, außer Ideen ausbrüten, Leute motivieren und anwerben sowie Tätigkeiten delegieren, das war Kontakte knüpfen. Er hat Verbindungen geschaffen zu den Krankenkassen, zu den Ministerien, nicht nur des Landes, auch des Bundes. Er hat Leute kennengelernt wie Kurt Beck und seine Frau Roswitha, Malu Dreyer und ihren Mann, der Staatssekretär und später OB von Trier war, und er hat sie und andere Politiker, auch Ärztinnen und andere Psychiatrieakteure für Grußworte und Artikel in unserer Zeitschrift »Leuchtfeuer« gewonnen. Franz-Josef guckt über den Tellerrand hat viele Dinge angeschoben, die gut waren. Dass nicht alles umgesetzt werden konnte, was er ausgedacht hatte, ist klar: Einiges geht eben nicht so schnell und braucht seine Zeit. Anderes ist zu groß für einen kleinen Landesverband.

Resi Limbach: Was ein riesiger Pluspunkt ist bei Franz-Josef: Wenn er merkt, dass ein psychotischer Schub kommt, zieht er sich sofort in die Klinik zurück. Er ist sogar vorsorglich in die Klinik gegangen. Ich kann mich nur an eine Zwangseinweisung erinnern, das war in den ganz früher Nullerjahren, da dachte er, er wäre Kofi Annan. Aber danach ist er immer freiwillig gegangen. Er hat dann in den Kliniken zum Teil so agiert, dass er da nicht mehr aufzutauchen brauchte. Er war wohl so anstrengend, dass sie ihn nicht mehr aufnehmen wollten. Aber in den letzten Jahren war das nicht mehr so.

Jörg Franz: Ich persönlich habe ihn nie richtig manisch erlebt, außer am Telefon. Er hat dann angerufen und wollte irgendwas. Und an dem, was er wollte, konnte man merken, dass er »spinnt«. Allein daran war erkennbar, das ist nicht Franz-Josef, wie wir ihn kennen. Und man wusste: 14 Tage später wird er weg sein. Und genau das war auch der Fall. Er hat keine Leute in Probleme gebracht, sondern er hat sich mit sich selbst beschäftigt in dem Moment und hat gesagt: Schluss jetzt, jetzt gehe ich in die Klinik. Wenn ich wiederkomme, machen wir weiter.

Eine Klinik als Rückzugsort

In verschiedenen Gremien auf Landesebene hatte ich den reformwilligen Chefarzt des Ludwigshafener Krankenhauses »Zum Guten Hirten«, Dr. Jörg Breitmaier, kennengelernt. Wenn ich in eine Krise kam, ließ ich mich zu dieser Zeit von ihm behandeln. Dazu musste ich von Freunden und Freudinnen aus dem Raphaelshauses privat in die 200 km entfernte Klinik gebracht werden. Aber der Aufwand lohnte sich, fand ich, denn als Patient der 1999 errichteten psychiatrischen Station des Krankenhauses in kirchlicher Trägerschaft erfuhr ich eine wohltuende Wertschätzung meiner Person. Hier standen sich nicht ein Psychiater und ein als schizophren diagnostizierter, abgestempelter Patient quasi fremd gegenüber, nein, Jörg Breitmaier sprach von Mensch zu Mensch mit mir. Er fühlte sich ein, verstand meine ungewöhnlichen Gedankengänge, respektierte meinen Wunsch, mich im Freien bewegen zu können. Er war mir sympathisch, ich glaube, wir dachten in ähnlichen Bahnen.

Bei der Medikamentenverordnung ging er vorsichtig vor, dosierte eher niedrig als nach dem damals noch üblichen Motto: viel hilft viel. Später hat Dr. Jörg Breitmaier auch an unseren Medikamentenaufklärungsbögen mitgewirkt und wir haben in Ludwigshafen zusammen Fachtagungen organisiert. Auf der Station wurde ich von seinem Assistenten behandelt. Ich wusste aber, ich konnte bei Konflikten zu ihm kommen, nahm das aber nie in Anspruch. Selbst die Ergotherapie, die ich sonst als »Ärgertherapie« empfand und vermied, wo das möglich war und sonst eben über mich ergehen ließ, weckte in Ludwigshafen mein Interesse. Die Therapeutinnen gingen auf mich ein, suchten einen Zugang zu meinen kreativen Ressourcen. So gaben sie mir zum Beispiel Gelegenheit, mich mit Kunst in der Literatur zu beschäftigen. Ich musste nicht Körbe flechten, Bilder ausmalen oder Tonfiguren modellieren, die später entsorgt würden. Gut gefielen mir auch die Freiheiten, die ich als Patient hier genoss. Ich konnte jeden Tag die Station zu Ausgängen verlassen.

Als ich Jörg Breitmaier erzählte, ich wolle die Prinzhorn-Sammlung im nahegelegenen Heidelberg besuchen, gab er – als Absolvent der Heidelberger Universität ortskundig – mir Tipps, wie ich vom Bahnhof am besten dorthin kommen würde. Auf meinen Streifzügen von der Klinik aus besuchte ich auch die Straße und das Wohnhaus von Helmut Kohl in Oggersheim und war über die Sicherheitsmaßnahmen dort geschockt. Mir schien wohl, dass diese Abschottung auch Menschen wie mir galt, vor denen man wegen der psychiatrischen Diagnose auf der Hut war. Ich hatte in meinen Psychosen durchaus schon Dinge getan, auf die ich nicht stolz war. Als Gefahr für andere mochte ich mich aber nicht sehen und litt unter dem Stigma.

Erklärungsversuche

Natürlich hat es mir keine Ruhe gelassen, wie es hatte kommen können, dass ich nach den vielversprechenden Anfängen in der Wirtschaft so nachhaltig abgestürzt war und weder beruflich noch familiär mein altes Leben fortführen konnte. Ich war nie der Typ dafür, mit anderen zusammen meine Geschichte zu erörtern. In der Selbsthilfe, wo der persönliche Austausch ja einen hohen Stellenwert hat, war und bin ich eher derjenige, der Perspektiven entwirft sowie Netzwerke knüpft und erhält.

Trotzdem haben mich die Lebensgeschichten der anderen immer interessiert. Ihre Höhen und Tiefen, Ich wollte zum Beispiel wissen, wie Peter Lehmann das Weglaufhaus mit aufgebaut hatte und welche Rückschläge und Erfolge er dabei erlebt hatte. Vor allem wollte ich erfahren, wie Einzelne es geschafft haben, wieder stabil zu werden und das Stigma als psychisch kranker Mensch hinter sich zu lassen.

Dabei lernte ich, dass das Stigma auch innerlich überwunden werden muss. Man hadert mit sich selbst, weil man die Kontrolle über das eigene Leben verloren hat. Kränkend und aufwühlend ist auch die Erkenntnis, dass einem dieses Versagen jetzt »auf ewig« wie ein Etikett anhängt und zur Last gelegt wird. Seit Ende der 1990er- und auch noch in den Nullerjahren schrieb ich Aufsätze für verschiedene Zeitschriften, in denen ich meine Erfahrungen unter verschiedenen Überschriften einordnete. Das sollte natürlich auch ein Anstoß für andere sein. In meiner Zeit mit Jutta hatte sie manche meiner Thesen mit mir diskutiert und meine Texte redigiert.

Einen Zugang zu meiner Krankheitsgeschichte bot mir die Beschäftigung mit dem Hormon Oxytocin. Ich hatte davon Anfang 2008 in der Zeitung »Welt« unter der Überschrift »Liebeshormon hilft bei Schizophrenie« gelesen. Dort wurde eine Wissenschaftlerin zitiert, die es für möglich hielt, dass ein Nasenspray mit dem Hormon Oxytocin bei Patienten mit seelischen Störungen das Gefühl des Vertrauens und den emotionalen Kontakt sowohl zum behandelnden Arzt als auch zu anderen Menschen verstärken könnte. Studien hatten bestätigt, dass damit die Aktivität jener Hirnregionen reduziert werden konnte, die mit Angst in Zusammenhang stehen.

Wer das Oxytocin bekam, nahm mehr Augenkontakt zu anderen Menschen auf und zeigte tatsächlich verstärktes Vertrauen zu anderen. Die beschriebene Wirkung des Hormons sprach etwas in mir an. Warf es nicht ein interessantes Licht auf meine Erfahrungen? Ich schrieb einen Artikel für die »Psychiatrische Pflege Heute«. Darin ging ich davon aus, dass ich in der Welt meiner Kindheit, die mir sehr geradlinig erschien, einen hohen Oxytocinspiegel aufwies. Dieser befähigte mich, eine starke soziale Bindung an mein Elternhaus, die Freunde und die Dorfgemeinschaft auszubilden. Mein engagiertes Mitwirken etwa im Fußballverein brachte mir Anerkennung und Statusgewinn.

Mit dem Studium in Köln löste ich mich allmählich aus diesen Bezügen, und auch wenn ich eine Beziehung mit Bettina einging und neue Freundschaften zu Studienkollegen pflegte, muss der Oxytocinspiegel in Köln insgesamt doch gesunken sein. Die Stadt war nach meinem Empfinden vielschichtiger, auch kommunikativ komplizierter, weniger emotional als meine dörfliche Heimat. Vor allem das zweite Studium ernüchterte mich angesichts der Kühle, die in der sozial- und wirtschaftswissenschaftlichen Fakultät herrschte.

Umso begeisterter »verliebte« ich mich geradezu in das internationale Unternehmen, das so große Stücke auf mich hielt, dass es mir einen gut dotierten Arbeitsvertrag gab und meine Bezüge sogar nach kurzer Zeit erhöhte. Die Irritationen durch manche mir nicht so wohlgesinnte Kollegen schob ich zur Seite. Auf meine Art nährte ich »mein« Unternehmen mit Leistung und Ideen. Umso schlimmer die Verwirrung, der Schmerz, als diese

Liebe von den Vorgesetzten nicht mehr gerade und klar erwidert wurde. Neben Anerkennung und Wohlwollen erlebte ich plötzlich Abwertung und Ablehnung, zur gleichen Zeit, aus demselben Unternehmen, nur eben von verschiedenen Menschen. Es gelang mir nicht, mich mit dem Wohlwollenden zu verbünden oder die negativen Botschaften zu parieren. Zurechtgewiesen von den autoritär auftretenden Kräften begehrte ich auf und gab meinen Firmenausweis zurück.

Kann ein hoher Oxytocin-Spiegel großer Enttäuschung standhalten? Ich jedenfalls blieb sehr lange emotional an das Unternehmen gebunden und brauchte mehrere Jahre, um zu erkennen, dass ich dort nichts mehr zu gewinnen hatte. Dieser Mangel an emotionaler Zuwendung durch die Vorgesetzten, der ja mit dem Rückzug meiner Frau und meiner Kölner Familie einherging, trieb mich in die psychische Krise. Dass diese psychiatrisch gedeutet und behandelt wurde, hatte weitreichende Folgen für mein Leben. Vor allem die andauernde Medikation setzte mir zu, was ich nicht zuletzt durch meine kritische Beschäftigung mit Psychopharmaka zu verstehen suchte.

Denn die Psychiatrie begegnete unseren Leiden hauptsächlich mit der Gabe von Medikamenten, und diese Praxis wird teilweise immer noch fortgeführt. Auch ich hatte kaum einmal eine Chance, bei der Medikation ein Wörtchen mitzureden. Und die Ärztinnen und Ärzte geizten mit Informationen, wie die verschiedenen Mittel wirken. Industrieunabhängige Studien und Informationen waren kaum zugänglich. In dieser Situation war es ein Glücksfall, dass es jemanden wie Peter Lehmann gab, der sich eine beeindruckende Expertise zu Medikamentenwirkungen erarbeitet hatte. Schon damals las ich mit großem Interesse seine Veröffentlichungen und diskutierte das Thema Medikamentenwirkungen mit anderen Betroffenen. Jahre später habe ich mich erfolgreich dafür eingesetzt, dass Klinikärztinnen und -ärzte gemeinsam mit unserem Landesverband Psychiatrie-Erfahrener und Psychiatriekritikern – natürlich unter Mitwirkung von Peter Lehmann – Aufklärungsbögen für Antipsychotika und Antidepressiva erstellt haben.

Im Lichte meiner Beschäftigung mit den Wirkungen von Psychopharmaka deute ich meine wiederholten depressiven und manischen Episoden mindestens teilweise als Absetzreaktionen. Auch manche meiner Symptome scheinen mir durch die Medikamente hervorgerufen. In meinem Aufsatz »Psychopharmaka – subjektiv erlebt«, den ich 2009 für die Fachzeitschrift »Kerbe – Forum für soziale Psychiatrie« schrieb, mache ich die Psychopharmaka für die Verstetigung meiner ersten Krise im Jahr 1989 verantwortlich. Dass es mir nach dem Trauma meiner Entlassung aus dem Management nicht gelungen ist, an glückliche Familienzeiten und berufliche Erfolge wiederanzuknüpfen, hat sicher etwas mit dem Verlust an Lebendigkeit zu tun, den mir die Medikamente bescherten. War ich nicht – außer durch die Diagnose – auch durch die medikamentenbedingte innere Erstarrung und die motorischen Entstellungen ausgebremst und stigmatisiert worden?

In meine zweite Psychose, nach dem Eklat im Berufsschulreferendariat, geriet ich zwar mutmaßlich ohne Zutun der Psychopharmaka, da ich sie damals schon länger abgesetzt hatte, aber auch in dieser Krise wurden mir erneut Medikamente aufgezwungen, anstatt zu versuchen, meine Not zu verstehen. Ich denke nämlich, dass meine Erkrankung durch die unehrliche und unfaire Art ausgelöst wurde, wie man sich meiner im Referendariat entledigt hat. Diese Kränkung hat das Trauma meines ersten Absturzes 1989 wiederbelebt.

Die Vielzahl an Medikamenten, die ich in meiner »Wüstenzeit« verordnet bekam, leitete endgültig die Chronifizierung meiner Verstörung ein. Verschiedene Neuroleptika sowie Antidepressiva und Phasenprophylaktika sorgten dafür, dass sämtliche Sinnesempfindungen – Riechen, Fühlen, Schmecken, ja selbst

Hören und Sehen – nur noch eingeschränkt funktionierten. Auch der Tag-Nacht-Rhythmus ging verloren, und damit zugleich der so wichtige Wechsel von Spannung und Entspannung. Ich träumte nicht mehr und hatte, was besonders peinvoll war, keine Kontrolle mehr über meinen Stuhlgang. Ich fühlte mich in den Kleinkindzustand zurückversetzt. Aber meine Klagen alarmierten weder Psychiater noch Allgemeinmediziner. Auch dass zum Beispiel ein Belastungs-EKG Werte wie bei einem 70-Jährigen auswies – keine 150 Watt – beunruhigte sie nicht. Ich konnte nicht mehr kreativ und vernetzt denken und fühlte mich in Gesellschaft leer und unwohl, dachte immer wieder an Suizid. Auch dass ich meine Körperpflege vernachlässigte, könnte eine Folge der Psychopharmakaeinnahme gewesen sein. Am schlimmsten aber war die emotionale Leblosigkeit.

Als ich dann nach Jahren langsam wieder aufblühte, setzte ich die Medikamente – wie schon beschrieben – ziemlich radikal ab und geriet in manische Krisen, die mich erneut in die Psychiatrie führten. Wieder wurden mir zahlreiche Psychopharmaka verschrieben.

Ab ungefähr 2003 nahm ich die als planlos empfundene Verordnungspraxis der Psychiatrie zum Anlass, die Sache selbst in die Hand zu nehmen. Diesmal mit System. Zunächst setzte ich die Antidepressiva ab, weil sie bei mir Suizidgedanken beförderten. Dann die Neuroleptika. Sechs Jahre lang reduzierte ich peu à peu meine Medikamentendosis. Zusammen mit der Unterstützung durch das Persönliche Budget wirkte sich dieses Vorgehen äußerst positiv aus. Meine Blutwerte normalisierten sich, das Resultat meines Belastungs-EKGs war nunmehr im Einklang mit meinem wahren Alter von annähernd 50 Jahren, meine Sinne schärften sich. Ich spürte meinen Körper, auch meine Gehirnhälften arbeiteten wieder ordnungsgemäß zusammen. Welch ein Rückgewinn an Lebensqualität!

Ich trug Weiteres dazu bei durch eine gesunde Ernährung mit frischen regionalen Produkten und die zusätzliche Einnahme von Folsäure, B-Vitaminen und Bierhefe.

Allen möglichen Anforderungen fühlte ich mich nach und nach wieder gewachsen. Als ich den Aufsatz 2009 schrieb, konnte ich erfreut vermelden, dass ich kommunikativ wieder auf der Höhe war und sowohl private als auch öffentliche Begegnungen ohne Probleme meisterte. Ich arbeitete in bundesweit aktiven trialogischen Gremien mit und war dort nach meinem Empfinden fachlich und persönlich anerkannt.

Vielleicht die wichtigste Veränderung bestand darin, dass ich nach Jahren wieder einen Zugang zu meinen Gefühlen fand. Das ängstigt mich zunächst sogar, denn ich war es ja nicht mehr gewohnt, dass mich Freude und Zuneigung so stark bewegten, aber gleichzeitig ja auch Traurigkeit, Schmerz oder Ärger. Aber dann sagte ich mir: Hey, so fühlt sich Leben an! Du bist wieder da! Hast wieder Spaß am Kochen und an leckerem Essen, dem Genuss sinnlicher Eindrücke in der Natur. Was gab es da nicht alles zu sehen und zu riechen! Auch Kunstdarbietungen erreichten mich jetzt wieder mit ihrer Schönheit und kreativen Anregung. Und die Kontakte zu meiner Ursprungsfamilie und meinen Kindern waren wieder intensiver und emotionaler.

Lange ein Vorbild

Johannes Wagner, jüngster Bruder von Franz

Als Ältester und Stammhalter hat Franz früher in der Familie eine wichtige Rolle gespielt. Die Eltern waren sehr konservativ und haben stark auf ihn gesetzt. Egal, was es in der Familie zu entscheiden gab, sie haben ihn dazu befragt, jedenfalls vor seiner Erkrankung. Mit seinen zwei Studiengängen sowie seinem Erfolg in dem Großunternehmen wurde zu Hause auch sehr geprahlt.

Für mich war Franz, der ja fast zwanzig Jahre älter ist als ich, lange ein Vorbild. Ich habe ihn und seine Freundin, später seine Frau, einige Male in Köln besucht. Zu Hause, auf dem Dorf, durfte ich wenig, auch im Vergleich zu Schulkameraden. Aber in Köln konnte ich was von der Welt sehen, und Franz hat dort mehr Freiheiten für mich durchgesetzt. Ich erinnere mich noch an eine Situation, da war ich so ungefähr zwölf Jahre alt. Da hatten wir uns türkisches Abendbrot geholt, und dann reichte das Brot nicht. Da meinte Franz: Johannes war ja gerade mit mir einkaufen, da kann er doch noch mal losgehen und mehr Brot holen. Da habe ich mich auf dem Rückweg ganz schön verlaufen. Ich weiß nicht wie, aber irgendwie habe ich zurückgefunden. Das war schon aufregend. Auch der Kontakt zu Türken war für mich etwas Neues.

Die älteren Geschwister waren schon eher mal genervt von ihrem vorbildlichen großen Bruder. Vor allem, weil sie relativ früh schon gesagt haben: Es kann halt nicht jeder studieren. Ich sage immer: Es kann nicht nur Häuptlinge geben, es braucht auch welche, die folgen. In meinen Augen war Franz auf dem besten Wege, ein Häuptling zu werden und vermutlich war er das auch eine Weile. Dann gab es eine lange Zeit, wo er Häuptling sein wollte, aber den dazugehörigen Stress nicht aushielt. Vielleicht fehlte ihm auch die Bereitschaft, Druck nach unten abzugeben, unangenehme Entscheidungen umzusetzen. Ich glaube, nach seinen jahrelangen Aktivitäten in der Selbsthilfe kann er sich mittlerweile besser durchsetzen.

Nachdem Franz krank geworden war, sind die Geschwister irgendwann von ihm abgerückt, nicht sofort. Mein älterer Bruder ist ja noch mit den Eltern zu ihm gefahren, als er da auf der Baustelle am Niederrhein gehaust hat, und hat sich um ihn gekümmert. Aber irgendwann hat Franz in seinen psychotischen Phasen Dinge angestellt, die man nicht gutheißen konnte. Auch seine Ex-Frau und die Kinder waren davon beeinträchtigt. Dabei hat sie ihm noch eine ganze Zeit lang neutral, ja, sogar positiv gegenübergestanden, auch wenn sie sich nicht mehr sahen. Das weiß ich, weil ich den Kontakt zu ihr noch länger gehalten habe.

Auch in meinem Kontakt zu Franz hat es längere Pausen gegeben. Aber ich bin ihm dennoch ein Stück weit verbunden geblieben. Zum einen kommen wir beide nach unserem Vater, was eine gewisse Nähe begründet. Zum anderen ging es auch mir selbst psychisch nicht so gut. Gewarnt von dem Verlauf, den das bei Franz genommen hat, bin ich aber frühzeitig zum Arzt gegangen und habe Therapie gemacht. So bin ich heute recht stabil, und dafür bin ich ihm fast schon dankbar. Ich unterstütze ihn heute, indem ich ihn besuche, wenn er das möchte und ihn auch reflektiere ... Wobei er es vermutlich so sieht, dass er mich unterstützt. Gut, nach meiner Ehe hatte ich meine Kontakte sehr runtergefahren, und als ich wieder mehr unter Leute wollte, war ich auch ganz froh, wenn er mich mal zum Essen bei sich einlud. Man kann sicherlich sagen: Wir unterstützen uns gegenseitig.

Ich finde, Franz' Geschichte hat eine gute Wendung genommen, wenn es auch immer noch Situationen gibt, die er nach meinem Empfinden verkennt, wo er sich zum Beispiel angegriffen fühlt, obwohl der Angriff von ihm selbst ausgeht. Auf jeden Fall hat er Wege gefunden, besser mit Stress umzugehen. Er stärkt sich ja durch seine Wanderungen, das hat ihn deutlich weitergebracht.

Eine zweite Laufbahn

Die ersten Jahre des neuen Jahrtausends standen im Zeichen des Aufbaus in der organisierten Selbsthilfe Psychiatrieerfahrener in Rheinland-Pfalz. 2003 waren uns landesweit mehr als vierzig Selbsthilfegruppen bekannt. Unser Verband war in kommunalen Psychiatriebeiräten und im Landespsychiatriebeirat vertreten und konnte auf diese Weise bei der Gestaltung einer personenorientierten Gemeindepsychiatrie empfehlend mitwirken. Wir hatten auch Mitglieder im Landesteilhabebeirat, wo Maßnahmen und Planungen beraten werden, die Menschen mit Behinderungen betreffen. Wir hatten Vertreter und Vertreterinnen in Psychosozialen Arbeitsgemeinschaften, und 2001 hatte der Minister für Arbeit, Soziales, Familie und Gesundheit, Florian Gerster, uns auch in die Besuchskommission für den Maßregelvollzug berufen.

Auch durch unsere Veröffentlichungen beeinflussten wir die Meinungsbildung in der Fachwelt in Richtung einer menschenwürdigen, genesungsorientierten Behandlung psychisch kranker Menschen. Teilhabe ohne Stigmatisierung in allen gesellschaftlichen Bereichen, das war unser Ziel. Unsere Zeitschrift »Leuchtfeuer« wurde zunehmend als Fachzeitschrift gewürdigt. Seit 2002 waren wir auch online präsent. Unsere Homepage wurde immer häufiger aufgerufen, unsere Fachbeiträge wurden von vielen gelesen.

Auch unsere Tagungen erfreuten sich regen Zuspruchs und fanden über unser Land hinaus Resonanz. Unsere zehnte Fachtagung zum Thema Recovery im Jahre 2006 habe ich schon angesprochen. Gut erinnere ich mich auch an die Tagung zum Thema »Wohnen und betreuen – heute und morgen« im Jahr zuvor, 2005. Das Interesse an dem Thema schlug alle Rekorde: 150 Menschen aus dem Heimbereich nahmen mehrstündige An- und Rückfahrten auf sich, um daran teilzunehmen. Aus dem Raphaelshaus fuhr ein Bus mit acht, neun Leuten die ganze weite Strecke von Trier im Westen des Landes bis ins weit östlich gelegene Hachenburg im Westerwald. Sie brachen schon früh morgens auf, um rechtzeitig da zu sein. Das war für mich sehr bewegend! Es kamen Heimbewohnerinnen und -bewohner, aber auch Heimleitungen und Mitarbeitende aus den Heimen, die sich so lebhaft zu den Vorträgen äußerten, dass die Moderatorin ihre liebe Mühe hatte, den Zeitrahmen einigermaßen einzuhalten.

Das Thema hatte vielen von uns schon lange unter den Nägeln gebrannt: Die Beschwerden über Missstände in Heimen häuften sich, und wir waren wiederholt um Mithilfe bei der Beseitigung der Mängel gebeten worden. Natürlich wollten wir auch mitsprechen bei der Diskussion über die Zukunft der Heime und dafür Politik, Heimbetreiber und Heimbewohner an einen Tisch bringen. Das ist mit dieser Tagung gelungen.

Besonders beeindruckt haben mich dort die Beiträge aktueller und ehemaligen Heimbewohner. Klaus Laupichler, der die Begabung hatte, mit einfachen Worten und berührender Emotionalität die Menschen zu erreichen, stellte eindringlich dar, wie wenig es in einem Heim gelingt, die Menschen, selbst wenn sie einen großen Leidensdruck haben, in Bewegung zu bringen. Die Hospitalisierung, dazu der schlechte Zustand vieler Häuser, führten zu Resignation und Chronifizierung der Einschränkungen. Klaus selbst ist es mithilfe eines Zivildienstleistenden gelungen, aus dem Heim in eine eigene Wohnung zu ziehen. Damit hat er vielen Menschen Mut gemacht.

Wir haben dann drei Jahre später das Thema erneut aufgegriffen. Auf unserer 12. Jahrestagung, 2008, in Alzey fragten wir: »Der Weg aus dem Heim, aber wie?« und beleuchteten dieses Thema rechtlich und ganz praktisch. Wie immer übernahm Roswitha Beck, die Frau des Ministerpräsidenten und Begründerin des Vereins zur Unterstützung gemeindenaher Psychiatrie in Rheinland-Pfalz, die Schirmherrschaft. Das Ministerium für Arbeit, Soziales, Gesundheit, Familie und Frauen (MASGFF) sowie die Techniker Krankenkasse förderten die Veranstaltung. Ottmar Miles-Paul, Landesbeauftragter für die Belange behinderter Menschen, sprach ein Grußwort und begleitete uns durch den Tag. Weil wir diese Tagung stark dialogisch geplant hatten, war auch Dr. Kerstin Steinfurth aus dem MASGFF eingeladen. Sie ist die Büroleiterin des Behindertenbeauftragten von Rheinland-Pfalz und stellte sich den zahlreichen Fragen vor allem zu logistischen und finanziellen Aspekten, die aufkommen, wenn man einen Auszug aus dem Heim plant.

Ich schildere dies so ausführlich, weil es zeigt, wie sehr wir damals schon in einer reformfreudigen Landesszene aus Selbsthilfe, Politik und Trägern der psychiatrischen Versorgung verwurzelt waren, die sich nicht scheute, heikle Themen anzupacken. Was unsere Tagungen außerdem auszeichnet, ist, dass es immer künstlerische Darbietungen von Psychiatrieerfahrenen gibt. Ob es Ausstellungen sind oder Darbietungen von Gesang, Instrumentalmusik, Theater oder Gedichten, diese emotionale Dimension macht unsere Zusammenkünfte nach meinem Empfinden jedes Mal zu einem Fest. Deshalb habe ich mich von Anfang an bemüht, dass die Künstlerinnen und Künstler für ihre Auftritte ein Honorar bekommen. Das hat auch geklappt.

Meine zweite Laufbahn, statt in der Wirtschaft nun in der Selbsthilfe, nahm Gestalt an. Ich leitete den Landesverband Rheinland-Pfalz und war außerdem im Vorstand des Bundesverbandes Psychiatrie-Erfahrener sowie der Bundesarbeitsgemeinschaft Gemeindepsychiatrischer Verbünde. Ich saß in Psychiatriebeiräten und hatte Kontakte in die Politik, zu Krankenkassen, zur Aktion Psychisch Kranke und zahlreichen anderen Akteuren, die Psychiatrie gestalteten und Einfluss nahmen auf das Bild, das sich die Menschen von psychischen Erkrankungen und den davon Betroffenen machten.

Am 3. September 2005, mit fünfzig Jahren, erhielt ich aus der Hand von Ministerpräsident Kurt Beck die Verdienstmedaille des Landes Rheinland-Pfalz. Das war eine schöne Anerkennung für mein, für unser Engagement in der Psychiatrieerfahrenenselbsthilfe.

Störung im besten Sinne

Paul Bomke, Geschäftsführer des Pfalzklinikums

Franz-Josef und mich verbindet eine langjährige professionelle Beziehung, die irgendwann auch eine Freundschaft wurde. Er hat mir in vielerlei Hinsicht die Augen geöffnet. So kann ich mich noch gut erinnern, wie ich ihn 2007 das erste Mal in einem Konferenzraum des Sozialministeriums in Mainz erlebte. Damals forderte Franz-Josef uns anwesende Vertreterinnen und Vertreter der Gemeindepsychiatrie und der psychiatrischen Kliniken auf, Kirmes zu machen bzw. in Kirmes zu investieren.

Der damalige Staatssekretär, Dr. Richard Auernheimer, hatte uns eingeladen, uns mit der Selbsthilfe zu vernetzen. Ich hatte zu der Zeit noch keine Vorstellung von Selbsthilfe, die über den richtigen Umgang mit einer Prothese oder über die Beantragung eines Schwerbehindertenausweises hinausging. Und psychiatrische Versorgung fand nach meinem Verständnis zum Besten aller in Institutionen wie unserem Pfalzklinikum statt. Aber mir schwante doch, dass Franz-Josef mit seinem auf den ersten Blick abgedrehten Vorschlag etwas Richtiges ansprach. Er argumentierte, dass Leute mit psychiatrischen Diagnosen sich von ihrer Selbststigmatisierung befreien müssten, und das am besten mit Spaß und Freude. Er verortete also wichtige Chancen zur Genesung in der Zivilgesellschaft, zum Beispiel auf einer Kirchweih, wo sich Leute mit und ohne Psychiatrieerfahrung beim Small Talk oder auch bei tiefgehenden Gesprächen begegnen können.

Wir haben uns danach auf weiteren Konferenzen getroffen und ich habe ihn schließlich zu unserer Initiative »Die Pfalz macht sich stark. Wege zur Resilienz« eingeladen. Franz-Josef hat mir einige Tore geöffnet, nicht nur zur Selbsthilfe, auch zur Aktion Psychisch Kranke, deren Jahrestagung mit dem anschließenden Selbsthilfetag ich immer wieder besuche. Letzteren moderiert Franz-Josef mit einer bewundernswerten Nonchalance. Ich bin immer ganz geflasht, wie er es hinbekommt, Klippen zu umschiffen und Leute einzubinden. Durch ihn und andere Vertreterinnen und Vertreter der Selbsthilfe habe ich gelernt, hinter den Fällen in der Psychiatrie die Menschen zu sehen. Und ich genieße es, bei der Umgestaltung der psychosozialen Versorgung mitzumachen. Ich teile das Ziel, die Fürsorgeorientierung zugunsten einer emanzipatorischen Ausrichtung zu überwinden. Das heißt für uns im Pfalzklinikum, wie können wir Menschen mit seelischer Beeinträchtigung Möglichkeiten geben, sich zu beteiligen, sich zu ermächtigen und für sich selbst einzustehen?

Wir haben die EX-IN-Ausbildung in unserem Hause unterstützt und beschäftigen Genesungsbegleiter sowohl in den Kliniken als auch in der Gemeindepsychiatrie. Auf Franz-Josefs Initiative hin haben wir in Zusammenarbeit mit der Selbsthilfe und psychiatriekritischen Experten Aufklärungsbögen für Medikamente erarbeitet. Und wir haben eine Stelle für Ergänzende unabhängige Teilhabeberatung (EUTB) mit den Psychiatrieerfahrenen zusammen eröffnet. Zuletzt habe mich erfolgreich dafür eingesetzt, dass jemand von NetzG Rheinland-Pfalz, zusammen mit einer Angehörigenvertreterin, in den Verwaltungsrat unseres Hauses berufen wurde. Von seiner Gegenwart dort erhoffe ich mir Störung, im besten Sinne. Wenn die von mir sehr geschätzten Vertretungen der Eigentümer und der Beschäftigten bei der Gestaltung der Versorgung gern mal zuerst an Finanzierbarkeit, Standortsicherung und Mitarbeitendenorientierung denken, dann macht ein Franz-Josef klar: Es geht doch um die Menschen, die hier behandelt und begleitet werden. So war das auch bei einem seiner Lieblingsthemen, der Begrünung: »Wir müssen ein Mikroklima schaffen, dass die Leute auch mal rausgehen und gute Luft atmen können. Ich wäre dafür, dass man das Geld vor allem dafür einsetzt.«

Klar, Franz-Josef kann auch destruktiv sein. Wenn er seinen Willen nicht bekommt oder merkt, dass er einen Kompromiss eingehen muss und das gerade nicht kann. Aber es löst sich immer.

Ich mag es, dass Franz-Josef offen und ehrlich ist und nicht um den heißen Brei herumredet. Mit potenziell stigmatisierenden Zuschreibungen spielt er: Was macht ihr jetzt mit den Verrückten wie mir?

Beeindruckend finde ich auch seine Selbstfürsorge, die ihn gegensteuern lässt, wenn er spürt, dass er manisch werden könnte.

Wenn ich benennen sollte, was ihn in meinen Augen charakterisiert, dann würde ich sagen: Klarheit, Störung, Vision und Menschlichkeit.

Momentaufnahme: Aufzeichnungen aus der Recoveryzeit

Im Herbst 2007 nahm ich an einer Studie für eine Dissertation an den Fakultäten Rehabilitationswissenschaften und Kulturwissenschaften der Universität Dortmund teil. Die Untersuchung hatte den Titel »Das Verlassen geschlossener Räume. Zur narrativen Konstruktion des Selbst von Psychiatriebetroffenen«. Einen Monat lang sollte ich täglich aufzeichnen, wie es mir ging. Ich zitiere daraus, Erinnerung an ein Stück Alltag mitten in meiner Recoveryzeit.

28.09. Heute war ein wichtiger Tag für mich. Ich habe als Vorsitzender eines Landesverbandes die 11. Fachtagung organisiert und leiten können. Die Resonanz war insgesamt – bei Referenten, Profis, Angehörigen und Psychiatrieerfahrenen – sehr positiv. Normalerweise gehe ich um 21 Uhr zu Bett, kann aber heute noch nach zwei Stunden nicht schlafen – das ist unnormal. Ich muss die Ruhe bewahren und später ins Bett gehen und hoffe dann, meine 7–8 Stunden zu schlafen. Die Tagung heute hat mich anscheinend stärker belastet als ich dachte, auch mehr als ein Vortrag, obwohl ich nur das Grußwort schreiben und sprechen musste. (...)

29.09. Ich habe mit Unterbrechung ca. 7 Stunden geschlafen und fühle mich glücklich. Meine 7–8 Stunden Schlaf habe ich doch noch erreicht!! (...)

Frau Beck (Frau des Ministerpräsidenten von Rheinland-Pfalz) rief mich an und erzählte mir von den skandalösen Verhältnissen der Bewirtung bei der gestrigen Tagung in Mayen. Sie war sehr aufgeregt und entsetzt. Mich hat das so aufgewühlt, dass ich mein vorbereitetes Essen nicht kochen konnte und mich deshalb habe einladen lassen. Ich musste in die Stadt fahren und mit anderen Leuten über die Situation reden, um deren Meinung zu hören.

So wie es aussieht, habe ich gestern Abend nicht schlafen können, weil ich über die negative Erfahrung der Bewirtung heute Informationen erhalten habe – diese Situation (7. Sinn) habe ich seit einigen Monaten immer wieder.

30.09. (...) Bereite mich auf den Montag vor, wo ich zu einem Vortrag nach Heidenheim (Baden-Württemberg) fahre. Ich fühle mich wieder normal gut. Auch mache ich seit einigen Tagen eine Aromatherapie (Lavendel), sobald ich Stress verspüre.

1.10. (...) Ich sitze in der Bahn und habe eine Weltreise ohne konkreten Plan hinter mir. Die Lokführer der Bahn provozieren mit allen Techniken, um ihre Lohnforderung durchzusetzen. Als hätte ich es schon wieder geahnt. Ich bin einen Zug früher gefahren und komme trotzdem noch zwei Stunden später an. (...) Mich lässt die Situation kalt, da ich die Provokation der Lokführer verstehe und auch Herrn Mehdorn – nur gehe ich davon aus, dass Herr Mehdorn einknickt. Die Lokführer haben die Technik im Griff.

2.10. Ich habe in Heidenheim beim Oberarzt Dr. B. (Psychiatrie Heidenheim) privat übernachtet. (...) mit Frau B. gefrühstückt (...) Ich komme von meinem 60-minütigen Vortrag zurück – bin entspannt, war sehr konzentriert, fühlte mich wohl, habe zufriedene und sehr wissenshungrige Zuhörer gehabt. (...)

4.10., 4.30 Uhr: Ich bin seit dreieinhalb Stunden wach. Damit ich keine Langeweile bekomme, habe ich meine Anrufe, Mails und Post beantwortet und aufgearbeitet. Um 4 Uhr habe ich gefrühstückt – wie ich das immer mache, wenn ich nachts wach werde. Es kann sein, dass ich zwischen 5 und 6 Uhr wieder einschlafe. Wenn nicht, lege ich mich heute hin, sobald ich Bedarf zum Schlafen verspüre. Es ist keine Hektik vorhanden, ich bin gelassen, da bei mir solche Situationen schon öfters vorgekommen sind.

5.10. Was führt dazu, dass ich mich heute außerhalb der Psychiatrie »normal« bewege? Ich versuche

- □ im gleichen Rhythmus schlafen zu gehen
- □ einen gleichmäßigen Tages- und Nachtrhythmus zu haben
- □ regelmäßige Mahlzeiten: Frühstück, Mittagessen, Abendessen
- □ regelmäßige Medikamenteneinnahme alle 12 Stunden
- □ wenig Alkohol
- □ keine Zigaretten
- □ Unregelmäßigkeiten frühzeitig analysieren und erkennen
- □ Bei Unregelmäßigkeiten versuche ich, soziale, verhaltensorientierte oder/und biologische Gegenmaßnahmen einzuleiten.

6.10. (...) Heute werde ich eine Tagung des Landesverbandes der Angehörigen psychisch Kranker Rheinland-Pfalz besuchen. Die Sonne kommt gerade raus, sodass die Natur wie aus purem Gold aussieht. Es ist ein schöner Samstagmorgen.

7.10. (...) Gestern habe ich Ideen bekommen, wie ich den Aufsatz »Entmystifizierung einer pathologischen Diagnose« gliedern könnte. Ich möchte mich um Weihnachten mit dem Aufsatz beschäftigen. (...) Heute kommen meine Eltern (81 und 76 Jahre) mit dem neuen Auto und wir fahren spazieren.

8.10. Heute ist Nebel um und über Trier – so ist auch meine Stimmung. Ich komme nicht so richtig in die Gänge. Ich werde es aushalten – keine Depression, sondern mehr negative Stimmung.

Das wird sich im Laufe der Zeit verziehen, und wenn die Sonne durch den Nebel kommt, habe ich auch wieder eine positive Stimmung.

9.10. Gestern Abend habe ich mit Freunden zwei Gläser Weizen getrunken. Wahrscheinlich habe ich deshalb durchgeschlafen. (...) Heute habe ich Selbsthilfegruppentreffen. Sonst ist kein Termin vorgesehen.

11.10. Ich hatte gestern und heute fast vergessen, mein Tagebuch zu führen. Der Grund liegt vielleicht darin, dass ich sehr gut geschlafen hatte und mich auf das Putzen des Treppenhauses konzentrierte. Meine Mitbewohnerinnen kontrollieren mich in allen Lebenslagen, ob ich die Türen richtig schließe, ob ich das Radio zu laut mache, ob ich mich in der Mittagspause mit Bekannten und Freunden unterhalte usw. Hätte ich nicht so viel Ablenkung, ich würde ausziehen.

12.10. Mein Schlaf ist zurzeit anders – länger – als sonst. Ich habe dafür noch keine Erklärung.

Meine älteren Mitbewohnerinnen wollen mal wieder gegen mich angehen. Mein Betreuer vom Persönlichen Budget und ich haben der Genossenschaft über die Aktivitäten der Frauen einen Brief geschrieben. Ich verspreche mir nichts davon, ich weiß auch nicht, was von den Frauen geplant ist und das macht mich sehr nervös. Habe heute einen Auftrag der DAK für einen Vortrag bekommen.

13.10., 4.40 Uhr: Ich bin mal wieder seit 3 Uhr wach. Zwischenzeitlich habe ich an einem Vortrag gearbeitet, verschiedene Arbeiten am PC erledigt und gefrühstückt. Heute Abend fahre ich zur Philharmonie nach Luxemburg. Als ich das Abo bestellt habe, habe ich mich sehr gefreut. Seit einigen Tagen ist die Freude weg. Ich habe weder für das klassische Kammerkonzert noch für die bauliche Augenweide ein Gefühl – ich bin zurzeit gefühllos. Ich werde mich gleich nochmals hinlegen und 2 bis 3 Stunden schlafen – hoffentlich.

14.10. Heute ist ein sonniger Herbsttag. Ich habe viel gelesen, schönen leckeren Kuchen gegessen, schöne klassische Musik gehört und noch elektronische Musik einer CD. Ein sehr interessantes Buch aus den 60er-Jahren des letzten Jahrhunderts über die Geschichte der Psychologie hat mich gedanklich mitgenommen. Ein Tag zum Energieauftanken für das schwere Wochenende in Kassel. (...)

21.10. Ich komme von der Bundesdirektorenkonferenz und von der BPE-Tagung in Kassel. Ich bin – im Gegensatz zu sonst – sehr entspannt und relativ erholt. (...)

22.10. (...) Beim Rückblick auf das Wochenende ist mir aufgefallen, dass dieses Wochenende eine Weichenstellung für mein Leben war. Ich werde mich nicht am Machtkampf im BPE beteiligen und meine eigene Arbeit eigenverantwortlich, ohne BPE, machen. Die Richtung, in die M. und seine Leute vorgehen, ist nicht meine Linie.

23.10. (...) Auch habe ich eine Strategie für die Arbeit im Vorstand des BPE: Ich werde mich nicht an der zerstörerischen Diskussion mit den Profis beteiligen, sondern möchte im Trialog der politischen Psychiatrie integrieren.

24.10. (...) Ich werde heute Morgen später kochen und auf den Sozialarbeiter des Persönlichen Budgets warten. Wir werden zusammen essen und meine persönliche Situation beleuchten. (... später:) Heute kam eine Bewohnerin des Hauses vorbei und hat mir ihre Tageszeitung angeboten, die ich wieder lesen könnte. Bis vor zwei Monaten war das noch normal, dann hatten wir eine Diskussion und sie verweigerte mir die Tageszeitung, – die ich bis dahin auch mitbezahlte. (...)

28.10. Heute werde ich meine Tagebuchdokumentation abschließen. Mein Wach-Schlaf-Rhythmus ist stabil, bin relativ ausgeglichen. Meine Eltern kommen mal wieder – wie so oft – vorbei. (...) Das Wetter ist trüb. Ich habe Duftöl in der Wohnung verteilt, damit ich entspannt und harmonisch leben kann. (...)

Wir haben einander immer etwas zu sagen

Brigitte Siebrasse, ehemaliges Vorstandsmitglied des Bundesverbandes Psychiatrie-Erfahrener

Ich habe Franz kennengelernt, als wir beide Ende der Neunziger im Vorstand des Bundesverbandes Psychiatrie-Erfahrener waren. Wir haben uns immer mal wieder auf Veranstaltungen getroffen und uns dann auch gegenseitig besucht. Im Laufe der Zeit hat sich ein sehr schönes freundschaftliches Verhältnis zwischen uns entwickelt.

Als ich ihn 1996 in Kassel das erste Mal traf, ist er mir zunächst negativ aufgefallen. In einer Diskussionsrunde auf der Mitgliederversammlung sprach eine psychiatrieerfahrene Frau sehr langatmig und ausschweifend. Auch ich fand es anstrengend und nervig, ihr zuzuhören. Aber wie Franz ihr dann über den Mund fuhr, war nach meinem Empfinden absolut unangemessen. Er war gemein in seiner Kritik. Ich habe ihn dann mit einem derben Schimpfwort bedacht. Woraufhin er gekränkt war und gegangen ist.

Warum wir uns dennoch miteinander angefreundet haben? Wir hatten durch die Vorstandsarbeit häufiger miteinander zu tun. Oftmals war so ein flirtender Ton zwischen uns, aber es war auch okay, dass sich daraus keine Liebesbeziehung entwickelt hat. Wir hatten einander einfach etwas zu sagen, das war es. Wir redeten über die Gremienarbeit, erzählten uns aber auch persönliche Dinge und haben zusammen daran gearbeitet, anderen mit der Verrücktheit nicht so auf den Keks zu gehen. Ich hatte auch bipolare Psychosen, bin aber mittlerweile schon lange damit durch. Auch Franz hatte damals schon eine lange Phase ohne Einbrüche. Ich habe ihn nie getroffen, wenn er so richtig in einer Manie war. Wir haben dann nur telefoniert, und da wir nicht stundenlang am Telefon hingen, war das zu ertragen.

Er hat mir auch erzählt, wenn er bei anderen angeeckt ist, weil er sich sehr schnell ärgerte und das dann artikulierte. In der Verständigung mit Frauen war er zuweilen etwas derb, was natürlich nicht gut ankam. Oft hat er mir von seinen Kindern erzählt, die leider irgendwann den Kontakt zu ihm abgebrochen hatten. Ich habe ihm zugehört und ihn aufgebaut. Und er hat mir umgekehrt immer ganz schöne und wohltuende Rückmeldungen gegeben, als ich so um das Jahr 2000 herum anfing, Texte für die Zeitschrift »Soziale Psychiatrie« zu schreiben. Niemand sonst in meinem Freundes- und Bekanntenkreis konnte und kann das so sensibel und originell. Da hat er eine Gabe, einen wirklich froh zu machen. Was ich auch sehr an ihm mag, ist, dass er so neugierig und weltoffen ist. Und dass er gern kocht und Spaß am sinnlichen Alltag hat. Das macht auch einen Teil seiner Resilienz aus.

Wenn er aus der Pfalz nach Berlin gefahren ist, hat er mich oft in Bielefeld besucht. Und ich war bei ihm in Trier, war bei Weinproben dabei, die er für seine Studienfreunde aus Köln organisiert hat. Er ist sehr großzügig. Zum 60. Geburtstag des Landes Rheinland-Pfalz, 2007, hat er mich eingeladen, da haben wir dann Helmut Kohl und Malu Dreyer die Hand geschüttelt. Er ist da ja etabliert, er kennt sie alle. Das hat mich schon beeindruckt.

Er hat auch tatsächlich etwas zu sagen. Er guckt sich die psychiatrische Praxis kritisch an und hat eine Sehnsucht und eine Vision, wie es besser laufen könnte. Manchmal hat er sich für meinen Geschmack etwas zu schnell für Leute begeistert, die sich auch gern mit uns schmücken. Aber ich glaube, er ist durchaus in der Lage, genau hinzuhören und Dinge zu hinterfragen. Überhaupt hat er in den Jahren, die wir uns jetzt kennen, enorm an sich gearbeitet. Heute würde er so eine arme Frau wie die auf der Versammlung in Kassel nicht mehr mit seiner Kritik vernichten wollen.

Eine tiefe Krise

Mein Start in die Zehnerjahre des neuen Jahrtausends geriet ziemlich holperig. Noch im Sommer 2009 hatten wir in Trier ein Festival der »Outsiderkunst« veranstaltet, im Oktober folgte unsere Jahrestagung, diesmal in Mainz, zum Thema »Psychopharmaka: Fluch oder Segen?«, mit Beiträgen u. a. von Prof. Dr. Klaus Mann von der Uni Mainz, Dr. Stefan Weinmann, Dr. h. c. Peter Lehmann und Dr. Volkmar Aderhold. Wir brachten auch eine Broschüre dazu heraus.

War es die große Resonanz, die wir mit diesem wichtigen Thema fanden oder der Verlust einer langlebigen Illusion, nämlich, dass meine Familie und ich wieder zusammenfinden würden? Es muss in diesen letzten Wochen des Jahres 2009 gewesen sein, ziemlich genau zwanzig Jahre nach meiner ersten Psychose und Bettinas Trennung von mir, dass mir klarwurde, dass sie sich definitiv nicht mehr mit mir verbunden fühlte und es folglich kein Zurück in unsere Ehe geben würde. Euphorie und Enttäuschung verbanden sich zu einer unguten Melange. Jedenfalls trieb es mich wieder einmal in eine ausgedehnte manische Phase, die erst im Verlauf des Jahres 2011 wirklich ein Ende fand.

Schon im November war ich unruhig, fühlte mich unter Druck, schlief nicht und erzwang meine Aufnahme im Mutterhaus der Borromäerinnen in Trier durch die Ankündigung eines Suizids. Dies tat ich, weil man mir dort in der Psychiatrie nach mehreren Aufenthalten zu verstehen gegeben hatte, dass man nicht mehr bereit war, mich zu behandeln. In dieser Krisensituation machten sie eine Ausnahme. Dem Arztbrief entnehme ich, dass ich »formal stark beschleunigt« und gereizt war, mich verfolgt fühlte, mich aber nach leichter Sedierung beruhigte, schlafen konnte und am nächsten Tag wunschgemäß entlassen wurde.

Im Dezember kamen meine Kinder zu Besuch. Ein gemeinsames Weihnachtsfest war aber nicht vorgesehen. Besonders diese hoch besetzten Feiertage waren für mich als Single schon länger Termine, die gut geplant sein mussten, wollte ich nicht riskieren, in eine manische oder depressive Krise zu geraten. Früher hatte ich mich an den Weihnachtstagen ehrenamtlich betätigt, hatte auch schon mal eine Diskothek besucht, die am späten Heiligabend für Einsame oder Flüchtlinge aus allzu großer familiärer Enge die Türen öffnete. Seit einigen Jahren hatte ich mir angewöhnt, die Weihnachtstage zum Verfassen von Texten zu nutzen, die ich schon länger geplant hatte. Auch in diesem Jahr hatte ich mir einen Aufsatz vorgenommen. Aber noch während meine Kinder bei mir waren, verlor ich den Boden unter den Füßen und ließ mich auf Drängen meiner Tochter von einer Betreuerin aus dem Raphaelshaus wieder zu den Borromäerinnen bringen.

Warum ich immer wieder ins Krankenhaus strebte, obwohl ich mich, gerade in der Trierer Psychiatrie, nicht gut aufgehoben fühlte, kann ich nur damit erklären, dass die Not mich dort hintrieb. Ich fühlte mich so außer mir, verfolgt, überflutet von allen möglichen Ideen, dass ich mir nicht anders zu helfen wusste und auch die Verabreichung von höheren Medikamentendosen hinnahm, meistens jedenfalls. Nach einer Woche drängte ich allerdings auf meine Verlegung ins Ludwigshafener Krankenhaus »Zum Guten Hirten«, zu Dr. Breitmaier und seinem Team. In Trier habe man ein Spiel mit mir gespielt, das ich noch nicht durchschauen könne, gab ich dort an.

In meinen zahlreichen stationären Aufenthalten während der Jahre 2010 und 2011 beschäftigten mich die unterschiedlichsten Ängste und Ideen. Ein Thema, das mich besonders umtrieb, hing mit meiner Herkunft zusammen. Schon als mein Sohn mit der Fehlstellung des Fußes geboren wurde, war mir ja der Verdacht gekommen, unser Stammbaum sei irgendwie manipuliert. Nun bedrängte mich das Gefühl, belogen, hintergangen worden zu sein, erneut. Der vermeintlich sichere Boden meiner Familie und meines Heimatdorfes geriet ins Wanken, wurde sumpfig, trug mich nicht mehr. Ich glaubte meinen Eltern nicht, dass ich von ihnen abstammte, zog sogar mein im Pass stehendes Geburtsdatum in Zweifel, misstraute auch der freundlichen Oberfläche meines Heimatdorfes. Waren nicht in den 1930er-Jahren auf einmal Hunderte neue Einwohner dort registriert worden? Das, so überlegte ich, könnten wohl Nazischergen oder sogar Nazigrößen aus dem nahen SS-Sonderlager/Konzentrationslager Hinzert gewesen sein. Auf jeden Fall vermutete ich Fäulnis hinter der Dorffassade. Dazu passte auch, dass kaum jemand aus unserem Ort damals gegen die Nationalsozialisten gestimmt hatte, wie ich wusste.

Ich hatte das ungute Gefühl, dass hinter meinem Rücken über meine wahre Herkunft spekuliert wurde. Oft glaubte ich, ich hätte blaues Blut, gehörte einem gallischen Adelsgeschlecht an, sei aber auch mit anderen Adelshäusern verwandt. Über Monate war ich fest davon überzeugt, nach Ban Ki-moon der nächste Generalsekretär der Vereinten Nationen zu werden. Der amerikanische Präsident Barack Obama werde mich in naher Zukunft deswegen aufsuchen. Meine Gewissheit, auserwählt zu sein, versetzte mich in gehobene Stimmung. Gleichzeitig fühlte ich, dass ich im Zentrum von Machtkämpfen uralter königlicher Geschlechter stand, meinte, diese in mir austragen zu müssen. Tonnenschwer lasteten auch Hexenverfolgung und KZ-Gräuel auf meinen Schultern. Ich fühlte mich von der Mafia bedroht, abgehört und fürchtete, vergiftet zu werden.

Den Arztbriefen aus dieser Zeit entnehme ich, dass die Ärzte und Pflegekräfte mich mal klar und auch freundlich erlebten, manchmal aber auch gereizt, provokativ und verbal übergriffig, mitunter sexistisch. Sie nahmen mein Leid wahr, aber auch mein gesteigertes Selbstwertgefühl und mein Bedürfnis nach Autonomie. Immer mal wieder meinte man, mich »eingrenzen« zu müssen. Einmal muss ich auch einen Mitpatienten bedroht haben, von dem ich mich bedroht fühlte, woraufhin sich mein freiwilliger Aufenthalt vorübergehend in einen zwangsweisen verwandelte.

Über weite Strecken dieser frühen Zehnerjahre bescheinigt man mir fehlende »Krankheitseinsicht«. Allerdings ließ ich mich meistens von Kolleginnen aus der Selbsthilfe oder meinen Unterstützern aus dem Raphaelshaus dazu bewegen, die Klinik aufzusuchen. Ich merkte ja auch selbst, dass es mir nicht gut ging. In den Arztbriefen finde ich zu den Behandlungsmaßnahmen kaum mehr als ein Herumprobieren mit verschiedenen antipsychotisch wirkenden Medikamenten in verschiedenen Dosierungen. Wenigstens konnte ich mit medikamentöser Unterstützung wieder schlafen und wurde irgendwann auch insgesamt ruhiger. Das war sehr wichtig für meine Stabilisierung.

In den Unterlagen aus der Andernacher Klinik ist zu lesen, dass man mich im Verlauf meines Aufenthalts in ein multimodales Therapieangebot integrieren konnte. Das klingt anspruchsvoll, aber ich denke, das war lediglich eine Formulierung für die Abrechnung durch die Krankenkasse. Ich kann mich nur an Gruppengespräche erinnern. Einzeltherapie erhielt ich zum Beispiel nicht. Was mir aber guttat in der Zeit, war auf jeden Fall die Zuwendung des Ärztlichen Direktors der Rhein-Mosel-Fachklinik Andernach, Dr. Stefan Elstner, der mich, damals noch als Assistenzarzt, bereits in den 1990er-Jahren behandelt hatte. Durch mein psychiatriepolitisches Engagement hatte sich unsere Bekanntschaft vertieft.

Wenn es mir halbwegs gut ging, erledigte ich von der Klinik aus auch einiges für den Landesverband Psychiatrie-Erfahrener. Ich verabredete Vorträge und traf Absprachen für anstehende Tagungen. Mehrmals wurde ich tagsüber auch beurlaubt und konnte dann mal in die Stadt gehen. Arlette Mathoni-Welling, die ebenfalls unserem Landesvorstand angehörte, begleitete mich mehrere Male dabei.

Kraftakt Verbandsarbeit

Nach der langen manischen Phase landete ich wieder in einer Depression. Allerdings streckte sie mich nicht so nieder wie die in den Neunzigerjahren. Und das war auch gut, denn 2012 wurde ich wieder sehr stark im Landesverband gebraucht.

Wir durchliefen eine schwierige Zeit im Vorstand, weil zu wenig fitte Leute zu viele Aufgaben schultern mussten: Wir wollten ein Themenheft zu Zwang und Gewalt in Psychiatrie und Heimen zusammenstellen und es galt parallel, die Tagung »Doppeldiagnose – die Herausforderung für die Zukunft« zu organisieren. Erstmals kooperierten wir dabei mit der Pfalzklinik und dabei u. a. mit Geschäftsführer Paul Bomke und der nicht minder engagierten ärztlichen Leiterin Dr. Sylvia Claus. Die Kooperation weitete sich danach aus und wurde freundschaftlich. Aber damals fehlte uns auf diesem Terrain noch die Routine, und ich erinnere sowohl die Organisation am Tagungsort Landau als auch die Finanzierung der Tagung als schwierig.

Und dann gab es noch Auseinandersetzungen mit dem Bundesverband Psychiatrie-Erfahrener. Schon seit einigen Jahren drifteten die Vorstellungen unseres Landesverbandes und die des Bundesverbandes von politischer Selbsthilfe auseinander. Ich empfand den antipsychiatrischen Kurs des BPE als wenig hilfreich für das Bemühen um eine Humanisierung der Psychiatrie. Es gab doch Bündnispartner auf der »anderen Seite« zu gewinnen für unser Angehen gegen Gewalt und Zwang, für das begleitete Absetzen von Psychopharmaka und für unsere Recoveryarbeit, fand ich. Zumindest waren wir in Rheinland-Pfalz darin recht erfolgreich. Dafür gab es auf Bundesebene, an der BPE-Spitze, aber keine Mehrheit. Im Gegenteil wurde schon der Gedanke an einen produktiven Austausch ohne Scheuklappen als »Verrat« an der Sache begriffen und entsprechend gegeißelt. Die innerverbandlichen Konflikte wurden giftig im Ton, verdiente Mitglieder wie

Klaus Laupichler wurden ausgeschlossen, in diesem Fall, weil Klaus mit Bezug auf seine eigene Geschichte die Anwendung von Zwang nicht vollkommen ablehnen mochte. Ich schloss mich seinem »Austritt« an und steuerte in der Folge auch unseren Landesverband aus dem BPE. 2007 hatte ich zum ersten Mal mit diesem Gedanken geliebäugelt, bis zum Vollzug vergingen sechs Jahre. Gut Ding braucht Weile. So ist das oft bei mir gewesen.

Ich war in dieser Zeit nicht sehr belastbar, aber ich gab mein Bestes. Mit Martin hatte ich im Mai 2012 nach langer Zeit mal wieder einen Integrierten Behandlungs- und Rehabilitationsplan erstellt. Der klare Aufbau des »IBRP«, der auf der guten Arbeit von Uli Krüger, zu der Zeit Geschäftsführer der Aktion Psychisch Kranke, beruhte, erleichterte das Ausfüllen der Spalten und motivierte mich zur ehrlichen Bestandsaufnahme der aktuellen Lage. Gefragt wurde da im ersten Kapitel nach Grundsatzzielen, Situation, Problemen und Meilensteinen, jeweils für die Bereiche »Wohnen«, »Arbeit/Beschäftigung, Ausbildung/Schule«, »Freie Zeit/freies Spiel«, »Soziale Beziehungen«, »Weiteres, und zwar ...«. Am Ende konnte man noch »Mögliche abweichende Ansichten« vermerken. Kapitel II beschäftigte sich damit, wie man mit der eigenen Person umging. Es gab Felder zu »Umgang mit der Gesundheit«, »Umgang mit psychischen Problemen«, »in Bezug auf soziales Verhalten«, »im Umgang mit Behinderung«, »in Bezug auf die Wahrnehmung«, »im Umgang mit Sucht«, »Weiteres« und wieder die Gelegenheit, Strittiges festzuhalten. Es folgten noch weitere Blätter, die man zu den Unterpunkten »Basis- und Selbstversorgung«, »Alltagsbewältigung, Tages- und Freizeitgestaltung«, »Arbeit/Beschäftigung/Ausbildung/Schule« sowie »Soziale und administrative Angelegenheiten« ausfüllen sollte. Am Ende stand ein »Aktionsplan«.

Gewissenhaft gingen Martin und ich alles durch, stellten etwa fest, dass die Arbeit im Landesverband zwar sinnstiftend war, aber auch viele Belastungen mit sich brachte. Notiert haben wir dazu meine Wahrnehmung: »Die hohe physische und psychische Beanspruchung in Verbindung mit neuen Herausforderungen, die die ehrenamtliche Tätigkeit mit sich bringt, birgt die latente Gefahr von manischen Phasen. Ich muss mich bei der Gremien- und Vorstandsarbeit auf die unterschiedlichen Mentalitäten und Interessen der Beteiligten einstellen. Thematisch wird die Gremienarbeit immer verantwortungsvoller und grundsätzlicher, mit latent hohem Konfliktpotenzial innerhalb und außerhalb der Szene.«

Nicht immer war ich in der Lage, diesen hohen Anforderungen gerecht zu werden. War ich depressiv, wie gerade noch, fand ich es selbst unter abklingenden Symptomen schwer, mich so einzubringen, wie es nottat. Driftete ich dagegen in eine Manie, neigte ich dazu, mich in Themen festzubeißen und nervte damit mein Umfeld. Immerhin, unter Interessen, Fähigkeiten, Ressourcen war auch angemerkt, dass ich Anliegen und Aufgaben zeitnah plane und durchführe. Dies galt inzwischen auch für die Selbstfürsorge. In Erinnerung an meinen Weg aus der langen Depression in den Neunzigerjahren hatte ich mich in einen Kochkurs bei der Volkshochschule eingeschrieben, der mir guttat: Das sinnliche Vergnügen, zu kochen und in Gemeinschaft schön zu essen, dies alles zu einem festen, wiederkehrenden Zeitpunkt bereicherte meinen Alltag. Allerdings fiel es mir gar nicht leicht, alle Kurstermine wahrzunehmen. Meine Verpflichtungen im Zusammenhang mit der Vorstandstätigkeit – neben der Gremienarbeit vor Ort immer wieder Schulungen, Tagungen und Besprechungen – erlaubten mir kaum den Aufbau einer haltgebenden Wochenstruktur. So sehr ich in der Selbsthilfearbeit aufging, so sehr wünschte ich mir doch mehr Zeit und Gelegenheit, neue Kontakte zu knüpfen.

Ich stand kurz vor meinem 57. Geburtstag und erlebte, wie meine Eltern körperlich und geistig gebrechlicher wurden. Ich vermisste meine Kinder, die ich nicht von mir aus anrufen durfte und die sich nur sehr selten meldeten. So weit unterschied ich mich nicht mal von vielen Altersgenossen. Zudem versuchte ich, meine Medikation so zu steuern, dass sie einer Manie entgegenwirkte, mir aber doch erlaubte, wach und einfallsreich zu bleiben. Als Führungskraft in der Selbsthilfe trug ich schließlich Verantwortung. Ich wollte außerdem Vorbild sowohl für diejenigen sein, die ich mit Aufgaben im Landesverband betraut hatte als auch für die Mitglieder, die in den Selbsthilfestrukturen Halt und Anregung suchten.

Ich selbst profitierte ja davon, Menschen zu begegnen, die ihre psychische Erkrankung in ihr Leben integriert hatten. Mit Brigitte Siebrasse aus Bielefeld war ich inzwischen gut befreundet. Von Peter Lehmann sprach ich schon. Auch seine Frau Kerstin Kempker, die schon seit langer Zeit vollständig ohne Psychopharmaka lebte, imponierte mir. Gern unterhielt ich mich auch mit Matthias, einem großartigen Musikpädagogen, der ebenso wie ich Spaß am Philosophieren hat. Emotional sehr eng verbunden fühlte ich mich Frank Rettweiler. Er war 2013 zu unserem Landesverband gestoßen und schnell in den Vorstand gewählt worden. Frank war ein gütiger, kluger Mann. Nach einer Ausbildung zum Betriebswirt und einigen Jahren Berufstätigkeit bei der Landeszentralbank Rheinland-Pfalz hatte er die eigene Krisenerfahrung so weit verarbeitet, dass er nun anderen helfen wollte. Zu der Eröffnungsfeier seiner therapeutischen Praxis war ich eingeladen. Er war ein Mann, den Menschen mochten, dem Ratsuchende vertrauten. Seine zwölf Schritte zur Genesung, die er vor dem Hintergrund seiner persönlichen Erfahrung und seiner therapeutischen Ausbildung formuliert hat, zeugen nach meinem Empfinden von tiefer Weisheit. Frank war es auch, der die Diskussion um einen positiveren Namen für unseren Landesverband anstieß und dazu beitrug, dass wir später unser neues Bündnis NetzG (Netzwerk Selbsthilfe seelische Gesundheit) nannten.

Dem Trialog ein Zuhause bauen

Die Gründung von NetzG war ein großes Vorhaben, das mich in den Jahren 2012 bis 2016 sehr beschäftigte. Als wir uns entschlossen, einen neuen Verband zu gründen, der keine Konkurrenz zum BPE sein sollte, sondern etwas Neues, ein trialogisches Netzwerk, bot uns Birgit Görres, Geschäftsführerin des Dachverbandes Gemeindepsychiatrie an, dass wir, wie schon der BPE, organisatorisch bei ihnen unterschlüpfen könnten. Aber ich hatte kein gutes Gefühl dabei. Meine Vision war, mehr in die Politik zu gehen und ich dachte dabei weniger an die Gesundheitspolitik als an die Sozialpolitik. Da würde uns die Aktion Psychisch Kranke besser unterstützen können. Uli Krüger, mit dem ich mich unterdessen angefreundet hatte, bestärkte mich in dieser Orientierung. Gemeinsam mit einer Gruppe Mitstreiterinnen und -mitstreiter trafen wir uns über zwei, drei Jahre regelmäßig in Mainz und arbeiteten dabei ein Konzept und eine Satzung für die Neugründung aus. Jessica Odenwald, die damals Psychiatriekoordinatorin in Mainz war, stellte uns Räumlichkeiten zur Verfügung.

Während dieser Zeit warb ich natürlich schon heftig für unser Projekt. Alle reformwilligen Leute, die ich kannte und die nicht auf der kompromisslosen Linie des BPE lagen, habe ich angesprochen und viele von ihnen für uns gewonnen. Uli und ich sind dann noch vor der offiziellen Gründung zu Dorothea Buck nach Hamburg gefahren, um uns ihren Segen zu holen. Und den hat sie uns auch gern gegeben! Schließlich verwirklichten wir ja ihr Vermächtnis, den Trialog zu leben und unsere Ziele im konstruktiven Gespräch miteinander zu verfolgen. Es gibt ein Video davon, wie sie – inzwischen im Pflegeheim – von ihrem Pflegebett aus eine Grußbotschaft an die Gründungsversammlung sendet. Das hat uns enorm beflügelt! Und Uli hat es genossen, zusammen mit mir von dieser großen alten Dame der Psychiatriebewegung so herzlich empfangen zu werden.

Unterstützt hat uns auch Peter Lehmann, indem er uns eine passende Präambel vorschlug. Auch ein Kollege aus dem Saarland, Gernot Reppmann, war mit von der Partie. Der Begründer der Selbsthilfegruppe »Apfelbaum – Verein für seelische Gesundheit im Landkreis St. Wendel« wirkte auf mich immer etwas chaotisch, aber er hatte schöne Gedanken und es machte Freude, sich mit ihm zu unterhalten. Gernot, der mich als Ehrenmitglied in seinen St. Wendeler Verein aufgenommen hat, unterstützt NetzG bis heute ganz praktisch, er ist unser Kassenprüfer.

Selbstverständlich waren auch Angehörige wie Reinhard Peukert vom Bundesverband der Angehörigen psychisch kranker Menschen von Anfang an mit eingebunden. Horst Harich, Vorstandsmitglied bei der Deutschen Gesellschaft für Bipolare Störungen, DGBS, ist mir im Rahmen des Aufbaus von NetzG ein Freund geworden, mit dem ich einige NetzG-Projekte verwirklichen konnte wie zum Beispiel eines, das sich mit der Förderung der Angehörigenselbsthilfe befasste und eines zur Vermeidung von Zwang in der Psychiatrie. Dazu kamen Profis wie Hilde Schädle-Deininger, Fachkrankenschwester Psychiatrische Pflege und Lehrerin für Pflegeberufe.

Die Gründung des Bundesnetzwerks Seelische Gesundheit, kurz NetzG, forderte mir Kreativität, Führungsstärke und Durchhaltevermögen ab, auch Frustrationstoleranz, denn natürlich lief im Vorfeld wie beim Aufbau des Verbandes nicht alles glatt. Auch im Landesverband kam es immer wieder zu Streitigkeiten zwischen mir und Vorstandsmitgliedern, mal im Kontext der Auseinandersetzungen um die BPE-Mitgliedschaft, mal, weil Vorstandskolleginnen und -kollegen sich an meiner Person und meiner Art der Führung rieben. Gelegentlich mag auch Neid auf mich eine Rolle gespielt haben, denn nach all den Jahren meines Engagements in der Selbsthilfe war ich vielerorts anerkannt.

Zweimal nahmen wir für die Beilegung von Konflikten eine Mediation im Landessozialministerium in Anspruch, durchgeführt von Dr. Kerstin Steinfurth, die damals nicht nur Büroleiterin des Landesbeauftragten für die Belange von Menschen mit Behinderungen war, sondern auch ausgebildete Mediatorin. Beim zweiten Mal meinte sie, nun müsste ich wohl aufgeben. Aber ich kriegte dann doch noch die Kurve und blieb Vorsitzender des Landesverbandes. Insgesamt bereitete mir der Einsatz für unseren Landesverband und für unser großes Vorhaben, die Gründung von NetzG im Bund, Freude und ja, sie machte mich auch stolz. In gewisser Weise erfüllte ich hier eine Aufgabe, wie man sie mir in der Komplexität auch als Manager in einem Großunternehmen hätte stellen können. Aber war ich nicht gleichzeitig viel selbstbestimmter unterwegs, verfolgte Ziele, die vielen Menschen wesentlich grundlegender zugutekommen als Rationalisierungsmaßnahmen in einem Großkonzern?

Mit unserem neuen Verband wollten wir Menschen zusammenführen, die sich für die Selbsthilfe im Bereich seelische Gesundheit einsetzen. Uns sind eine angemessene Information und Beteiligung der Betroffenen auf allen Ebenen wichtig. Zuallererst aber wollen wir ihre Selbstbestimmung stärken. In unserer Grundsatzerklärung setzen wir uns für Alternativen zur aktuellen psychiatrischen Behandlung und für inklusive gesellschaftliche Verhältnisse ein. Wichtig war mir auch, dort festzuhalten, dass Menschen mit Krisenerfahrung zur Normalität gehören.

Für unseren Verband nahmen wir uns vor, dass wir den gegenseitigen Respekt nicht nur durch die aktive Integration von Minderheiten, sondern auch durch einen geduldigen Umgang miteinander zeigen wollen. Das ist immer wieder eine Herausforderung, auch für mich Schnelldenker: »Es ist die ganze Person hinter den emotionalen und gesundheitlichen Problemen zu sehen und über niemanden darf geurteilt werden.«

Weil unser neuer Verband Menschen aus dem ganzen Land ansprechen wollte, hatten wir entschieden, dass er möglichst in der Mitte Deutschlands ins Leben gerufen werden sollte. Die

Gründungsveranstaltung fand am 9. November 2016 in der Stadthalle von Kassel statt, anlässlich der Tagung »Recovery und Selbsthilfe«. Alle dreißig Gründungsmitglieder kamen aus der Selbsthilfe der Psychiatrieerfahrenen, unter anderem aus unserem Landesverband Psychiatrie-Erfahrener Rheinland-Pfalz e. V., den wir danach in Landesnetzwerk Selbsthilfe seelische Gesundheit Rheinland-Pfalz e. V. umbenannten, aus dem Landesverband Psychiatrie-Erfahrener Baden-Württemberg und anderen Verbänden und Vereinen der Selbsthilfe von Menschen mit seelischen Beeinträchtigungen.

Der NetzG-Gründung vorausgegangen war am 7. und 8. November am gleichen Ort die APK-Jahrestagung »Verantwortung übernehmen – verlässliche Hilfen bei psychischen Erkrankungen«. Da die Aktion Psychisch Kranke von Beginn an die Organisationarbeit und Geschäftsführung von NetzG übernommen hat, lag es nahe, jedes Jahr im Anschluss an die APK-Jahrestagung unseren Selbsthilfetag mit der Mitgliederversammlung durchzuführen. Dabei sind wir bis heute geblieben.

Bereit, mit allen zu reden

Uli Krüger, ehemaliger Geschäftsführer der Aktion Psychisch Kranke

Wer auf die Homepage von NetzG geht, findet direkt auf der Startseite drei Leitsprüche, die stark an Franz-Josef erinnern. Vor allem das Motto »visionär bodenständig« drückt eine Mischung aus, die Franz-Josef tatsächlich lebt.

Visionär war zum Beispiel seine Rede zur Bundestagung »25 Jahre Psychiatrie-Enquete« im Jahre 2000 in Bonn. Ich kannte ihn damals schon ein paar Jahre von unseren Projekten in der Pfalz, wo wir die personenzentrierte Versorgung mithilfe von Integrierten Behandlungs- und Rehabilitationsplänen verankern wollten. Wenn wir diese Pläne in vielen Einzelfällen mit Leben zu füllen versuchten, waren nämlich regelmäßig Vertreterinnen und Vertreter der Psychiatrieerfahrenenselbsthilfe dabei. Da hatte ich Franz-Josef schon zu schätzen gelernt. Aber seine Rede zur Tagung im Wasserwerk war brillant. Seinen Leitgedanken, »Verhandeln statt behandeln«, hat er an vielen Beispielen durchdekliniert. Dabei spannte er einen Bogen von der NS-Zeit, in der die 1917 geborene große alte Dame der Psychiatrieselbsthilfe, Dorothea Buck, eine gänzlich sprachlose Psychiatrie erlitten hat, bis heute, wo er die Instrumente der Psychiatrie an dem Anspruch einer zuhörenden und sprechenden Psychiatrie maß. Besonders lobte er die Behandlungsvereinbarung, die ja bis heute durchaus noch nicht überall gang und gäbe ist, aber den Vorteil hat, dass sie das Ergebnis einer Verhandlung zwischen Patienten und professionell Helfenden darstellt. Er hielt sie deswegen für wirkungsvoller als etwa das Psychiatrische Patiententestament, wo man mehr oder weniger nur einseitig bekunden kann, was man will bzw. nicht will. Mit seiner Forderung am Ende seines Vortrags nach einem Rechtsanspruch auf einen Behandlungsvertrag für Menschen, die mehrfach in der Psychiatrie gewesen sind, war er dann – wie so oft – seiner Zeit voraus. Der vom Bundesministerium für Gesundheit initiierte »Dialog zur Weiterentwicklung der Hilfen für psychisch erkrankte Menschen« (2018 bis 2022) hat dieses Anliegen aufgegriffen und in seinen Empfehlungen berücksichtigt.

Wir haben nach dieser Tagung einen recht engen Kontakt gehalten und in vielen Fragen an einem Strang gezogen. Zum Beispiel waren wir uns einig, dass die personenzentrierten Hilfen in einem von der Nutzerseite selbstbestimmten Strauß von Unterstützungsleistungen münden müssen, in einem Persönlichen Budget, wie es das Land Rheinland-Pfalz ja dann auch bereits 1998 modellhaft eingeführt hat.

Franz-Josef zeichnet sich dadurch aus, dass er der Psychiatrie sehr kritisch gegenübersteht, sie aber dennoch nicht in Gänze ablehnt. So war er immer bereit, sie im Detail besser zu machen. Darin zeigt sich meines Erachtens auch seine Bodenständigkeit. Und das hat ihn auch für mich und die Aktion Psychisch Kranke zu einem tollen Bündnispartner gemacht. Letztlich war es diese Bereitschaft, mit allen Seiten zu reden, die ihn später vom Bundesverband der Psychiatrie-Erfahrenen entfernt hat, wo die Psychiatriekritik immer fundamentaler wurde und die Auseinandersetzungen immer giftiger. Nach dem Ausschluss des Landesverbandes Baden-Württemberg aus dem BPE ist er mit dem Landesverband Rheinland-Pfalz aus dem BPE ausgetreten und hat in der Folge die Gründung einer neuartigen bundesweiten Selbsthilfeorganisation vorbereitet. Im November 2016 wurde das Bundesnetzwerk seelische Gesundheit (NetzG) als Verein gegründet, mit Franz-Josef als erstem Vorsitzenden.

Dieses Netzwerk hat sich seither großartig entwickelt. Franz-Josef ist immer noch Vorsitzender von NetzG und in dieser Funktion in zahlreichen Gremien vertreten. Auch das war eine visionäre Initiative von ihm, ein Netzwerk zu gründen, in dem sich unterschiedliche Organisationen zur Zusammenarbeit zusammenfinden können, statt einen zentralistischen Verband zu schaffen, in dem ein Vorstand über Linien entscheidet. Ich bewundere ihn, wie er über Jahre dranbleibt an einer Sache, mit vielen Leuten spricht und dabei wirbt für eine bestimmte Idee. Die Vorbereitung der Gründung von NetzG war vielleicht sein Meisterstück. Aber auch darüber hinaus muss ich sagen: Ich halte Franz-Josef für einen wirklichen Glücksfall für die Selbsthilfe im Bereich psychisch kranker Menschen.

Oft zeigte er sich von Dorothea Buck und ihrem trialogischen Gedanken inspiriert. Er hatte mich mit ihr bekannt gemacht und wir haben sie mehrfach gemeinsam in Hamburg besucht, vor und nach ihrem 100. Geburtstag. Das waren tolle und herzliche Gespräche, bei denen auch deutlich wurde, wie sehr sie Franz-Josef schätzt.

Unsere Begegnungen waren unabhängig vom Anlass immer sehr amüsant, heiter und locker. Dazu gab es oft tiefgründige Gespräche. Franz-Josef liest viel und gerne. Wenn er dabei auf neue Gedanken stößt, lässt er sich gerne begeistern. So verdanke ich ihm viele wichtige Anregungen.

Im Laufe der Zeit ist eine Freundschaft entstanden, die mir viel bedeutet. Wir haben auch privat viel miteinander unternommen. Gern denke ich daran, wie er mir sein Trier gezeigt hat oder zu Besuchen bei Winzern eingeladen hat. Spaß macht es auch, die Autorennen in den Weinbergen zu erleben, wozu ich im Laufe der Zeit auch meine Kinder mitgenommen habe.

Franz-Josef hat viel Humor, man kann mit ihm über alles Mögliche lachen und das haben wir bei zahllosen Gelegenheiten getan. Er macht auch gern mal Witze über andere, oft auch über mich. Das geschieht immer in netter Form und ist von viel Sympathie getragen. Ich kann das gut haben und lache gerne mit. Das geht den meisten so, aber nicht allen. Manche verstehen nicht gleich, wenn Franz-Josef etwas nicht ernst, sondern ironisch meint. Wenn man ihn etwas näher kennengelernt hat, weiß man das irgendwann.

Franz-Josef ist ein hoch energetischer Mensch, der sich mit großer Intensität mit allen möglichen Themen beschäftigt und enorm viel schafft. Diese Fähigkeit ist eine wirkliche Gabe. Zweimal habe ich erlebt, dass er überdreht und in eine Manie mit psychotischem Erleben geraten ist. Das hat einige Wochen gedauert. Da wurden etliche Nächte durchwacht und unsinnige Mails geschrieben. Mithilfe von ambulanten und stationären Behandlungen hat er sich bald wieder stabilisiert. Ich bin froh, dass wir auch in diesen Zeiten einen guten Kontakt halten konnten.

Ich finde, dass solche Krankheitsphasen gut erkennbar und gut abgrenzbar sind. Oft ist Franz-Josef einfach nur sehr aktiv. Das hat nichts mit Manie zu tun, sondern mit Lebendigkeit und seinem Ausdruck von Lebensenergie. Trotzdem ist es gut, dass er darauf achtet, seine Aktivitäten auf einem für ihn günstigen Niveau zu halten, und Freunde und Bekannte ermuntert, ihn darauf hinzuweisen, wenn sie den Eindruck haben, dass er zu sehr aufdreht.

Mit seinen Hobbys schafft er sich Entspannung und baut Resilienz auf. Von seiner Fähigkeit, Krisen zu erleben und zu bewältigen und sie präventiv durch Resilienz abzuschwächen, möchte ich noch einiges lernen. Ich wünsche mir noch viele erfolgreiche und freudige gemeinsame Aktivitäten und vor allem Franz-Josef viel gute Zeit.

Neue Weggefährten

Der Aufbau des neuen Verbandes war nicht das einzige Projekt, das meinem Leben einen neuen Schwung gab. In der Abteilung »Soziales« meines Integrierten Behandlungs- und Rehabilitationsplans hatte ich im Mai 2012 auch den Vorsatz vermerkt, im Eifelverein zu wandern und dort neue Kontakte zu knüpfen.

Diesen Entschluss setzte ich noch 2012 um. Das kostete mich einige Überwindung, denn ich litt weiter unter den Ausläufern der Depression. Aber mit der Rückenstärkung zweier ebenfalls psychiatrieerfahrener Frauen schloss ich mich an einem schönen Sommermorgen um 9.15 Uhr zum ersten Mal einer Wandergruppe des Eifelvereins an. Wir hatten uns vorher selbstverständlich angemeldet, Mitglied bin ich aber erst kurze Zeit später geworden.

Meine erste Unternehmung mit dem Verein war eine Halbtagswanderung auf dem ca. 10 km langen Weg der »Traumschleife« im Hochwald nahe Beuren. Obwohl ich damals noch um einige Kilogramm schwerer war als heute, schaffte ich die Strecke konditionell sehr gut, und so nahm ich mir für das nächste Mal eine Tageswanderung vor. Die samstäglichen Wanderungen über 20 km und mehr wurden ein neuer fester Termin in meinem

Wochenplan. Die Gruppe ging los, egal, ob die Sonne heiß vom Himmel schien, ob es regnete oder schneite. Manchmal verliefen wir uns, denn damals gab es noch nicht so viele gekennzeichnete Wege wie heute. Am Ende kehrten wir immer irgendwo ein, oft mit Gesang. Gegen 18 Uhr war ich an diesen Tagen dann wieder zu Hause.

Das regelmäßige Wandern über weite Strecken verschaffte mir nach einiger Zeit ein lange nicht mehr gekanntes körperliches Wohlgefühl, ich wurde dynamischer, etwas leichter, auch muskulöser, und fühlte mich streckenweise einfach glücklich. Ich mochte es, mich zu verausgaben, genoss die frische Luft und die abwechslungsreiche Landschaft. An Aussichtspunkten schwelgte ich in den schönen Blicken auf die Mosel, die Weinberge und das Grün oder Bunt der Wälder.

Was mir nicht auf Anhieb gelang, war, ein geschätztes Mitglied der Gruppe zu werden. Ich würde sogar sagen, drei, vier Jahre lang hatte ich ein großes Problem, überhaupt in die Kommunikation mit den Gruppenmitgliedern zu kommen. Lange war ich überhaupt nicht in der Lage, mich auf alltägliche Gespräche einzulassen. Wenn man mich fragte: Wie geht's dir? Sagte ich: Schlecht. Wenn ich mal mehr gesprochen habe, erzählte ich von meiner Krankheit und erfuhr dabei nicht viel Sympathie. Wenn Konrad* und Simone* nicht gewesen wären, hätte ich vielleicht verzagt. Aber das wandererfahrene Ehepaar nahm sich meiner an, ist an meiner Seite marschiert und hat mir Tipps gegeben, wie ich lange Strecken gut meistern konnte. Es sorgte auch dafür, dass ich mich nicht komplett ausgeschlossen fühlte. Als ich etwas aufgetaut war, unterhielten sich die beiden mit mir über Fußball und gingen auch auf mein Thema psychische Gesundheit bzw. Krankheit ein. Simone hatte womöglich selbst Krisenerfahrung, denn sie war im Schuldienst, blieb aber schon seit einiger Zeit krankheitsbedingt zu Hause. Auf jeden Fall zeigten sich Konrad und Simone verständnisvoll.

Nach und nach sind dann auch die anderen Wandersleute ein bisschen zugänglicher geworden, und es stellt sich heraus, dass psychische Krisen und Erkrankungen durchaus nicht für alle etwas ganz Fremdes waren. Zumindest gab es hier und dort in der Bekanntschaft oder Verwandtschaft Menschen mit psychischen Schwierigkeiten, von denen nun berichtet wurde.

Ich begann, mich mehr einzubringen, indem ich immer mal wieder etwas mit organisierte. Als Logistiker, der ich nun mal bin, hatte ich auch erkannt, dass in der Gruppe noch ein »Posten« frei war. Und so begann ich, auf die Leute aufzupassen, die am Ende der Gruppe gingen und nicht so gut mithalten konnten. Wir waren ja häufig gut dreißig Leute. Da bekam die Spitze nicht unbedingt mit, wem das Tempo zu forsch war. Ich ging dann hinten mit, trug zu schwer gewordene Rucksäcke, half müden Wanderern über kleine Wasserläufe und passte auf, dass wir nicht vollends den Kontakt zur Gruppe verloren, wenn es bergauf ging.

Und so bin ich dann wirklich reingekommen, in den Eifeler Kultur- und Wanderverein. Ich kann gar nicht genug betonen, welchen Zuwachs an Halt und Lebensfreude mir das beschert hat! Ich bin ein richtiger Missionar geworden, wenn es um das Wandern im Verein geht. Auf der Seite der Resilienz-Initiative »Die Pfalz macht sich stark« kann man ein Wandervideo mit mir sehen, wo ich für das Wandern werbe als Möglichkeit, zu erfahren, dass man auch schwere Situationen ohne anhaltende Beeinträchtigungen überstehen kann. Gerade, wenn man dazu neigt, im übertragenen Sinne den Boden unter den Füßen zu verlieren, hilft es, sich in der Natur zu bewegen und dabei auf den realen Boden zu achten.

Schön ist es zum Beispiel, im Wald auf federndem Nadelboden zu gehen. Manchmal ist der Grund unter den Füßen aber auch uneben, durch starken Bewuchs vielleicht schwer einzuschätzen, mitunter nass und rutschig oder tückisch durch Geröll. Da muss man aufpassen, dass man sich nicht den Knöchel verletzt oder gar stürzt. Man stapft, balanciert, tritt vorsichtig auf, sucht mit den Füßen Halt, springt, stemmt sich hoch, bückt sich – und ist dabei konzentriert, hat keine Kapazität für Gedankenkarusselle oder spinnerte Ideen, ja, es ist einfach nur Fun.

Wer regelmäßig wandert, muss auch zusehen, dass er oder sie in einen Rhythmus kommt und gut atmet. Sonst kann es passieren, dass man schon nach 200 Metern kaputt ist. Und in der Wandergruppe will man ja eine ganze Strecke durchhalten, ob nun 10 km oder 15, 16, 20 km, mit 300 oder 400 Höhenmetern – im Eifelverein haben sich Mitglieder zu Gruppen mit jeweils ganz unterschiedlichen Anforderungen zusammengetan.

Ein schönes Wandern in der Gruppe hat aber nicht nur etwas mit Kondition zu tun, sondern natürlich sehr stark auch mit Kommunikation und dem ganzen sozialen Miteinander. Wir machen auch gern Späße. Mit einer Wanderfreundin habe ich so einen Running Gag, bei dem wir Verlobte spielen. Als ich das erste Mal meine Freundin Sigrid mitbrachte, inszenierte sie eine hübsche kleine Eifersuchtsszene, wir haben sehr gelacht.

Der Eifel-Verein hat enorm dazu beigetragen, dass ich wieder ins Leben jenseits von Psychiatrie und Selbsthilfe gefunden habe. Mit vielen Wandergefährtinnen und -gefährten verbindet mich eine langjährige Freundschaft. Ich mache aber auch immer wieder neue Bekanntschaften, weil es natürlich eine gewisse Fluktuation gibt. Manchmal scheiden Mitglieder aus, wenn sie die Touren nicht mehr schaffen, dafür kommen neue dazu.

Erfolgspfade

2013 organisierten wir vom Landesverband Psychiatrie-Erfahrener unsere 17. Jahrestagung mit dem Titel »Vom Systemsprenger zum Lebenskünstler« in Kaiserslautern. Das Thema entsprang dem Wunsch, positive Bilder von Menschen mit Psychiatrieerfahrung zu präsentieren. Krisen- und psychiatrieerfahrene Lebens- und ÜberlebenskünstlerInnen erzählten, wie sie zu ihrem jetzigen zufriedenen Dasein fanden. Das durfte auch ruhig aus dem Rahmen fallen. »Lebe lieber ungewöhnlich!«, rief Peter Weinmann ins Publikum.

Birgit Richterich zeichnete »Erfolgspfade« von Menschen mit Psychosen nach, die sie für eine Masterarbeit im Fach Soziale Arbeit über Bedingungen zufriedenstellender Lebensentwürfe befragt hatte. Was ihr da genannt worden war – Hoffnung finden, lange Zeiten für Veränderungen einplanen, professionelle Hilfe souverän nutzen und sich selbst als Gestalter des eigenen Lebens annehmen –, konnte ich ohne Weiteres auch auf mich beziehen. Hatte ich in den Neunzehnneunziger-, aber teilweise auch noch in den Nullerjahren voller Auflehnung gegen die wahrgenommene Bevormundung im »System« Psychiatrie opponiert, schien ich ihm jetzt beinahe entwachsen zu sein. Ich nutzte nach wie vor die Möglichkeit, in einer Klinik Schutz zu suchen, wenn zu viel Arbeit, ein Übermaß an Reizen oder Konflikten mir den Boden unter den Füßen wegzuziehen drohte. Aber ich tat dies nun rechtzeitig und wählte gezielt die Hilfen aus, die mir guttaten, und die Behandelnden, die mir mit Respekt begegneten. Inzwischen suchte ich in solchen Krisenphasen auch das Pfalzklinikum auf. Zugleich hatte ich andere Leitplanken in meinem Leben eingezogen, die mir Halt und Orientierung gaben.

Wir wollten aber nicht nur selbst immer souveräner werden, sondern auch eine Psychiatrie mitgestalten, die solche Souveränität fördert und wertschätzt. So versuchten wir zum Beispiel, die Parlamentsparteien für eine kritische Ausleuchtung des Systems geschlossener Heime und beschützter Wohnformen zu gewinnen, machten uns für eine einkommensunabhängige Soziotherapie und ambulante psychiatrische Pflege stark und drangen gegenüber Politik, Klinikleitungen und Geschäftsführungen der Gemeindepsychiatrie auf eine die Sozialgesetzbücher überspannende Versorgung mit festen Bezugspersonen. Diese, so die Hoffnung, würde weit eher Empathie und Empowerment befördern als der dauernde Wechsel von Hilfesettings und Betreuungspersonen.

Neben diesem, nicht immer erfolgreichen Bemühen um eine Humanisierung der Psychiatrie versuchten wir mit solch positiven Bildern wie dem der Lebenskunst Berührungsängste zu verringern, die es in der Gesellschaft gegenüber Menschen mit psychiatrischen Diagnosen gab. Zu dieser Antistigmaarbeit trugen auch unsere immer zahlreicher werdenden Partnerschaften mit Verbündeten aus Politik, Psychiatrie und der übrigen Gesellschaft bei. Die gemeinsame Organisation unserer Tagung mit dem Pfalzklinikum schenkte unseren Anliegen eine breitere Öffentlichkeit. Wir veranstalteten Kranzniederlegungen zum Tag des Gedenkens an die Opfer des Nationalsozialismus am 27. Januar auf den Grundstücken der drei ehemaligen Landeskrankenhäuser und zeigten uns als kulturell und politisch engagierter Teil der Gesellschaft. Wir wurden Partner in der Resilienz-Initiative »Die Pfalz macht sich/dich stark« und im Oktober 2014 begannen wir mit einer EX-IN-Ausbildung von Menschen mit Krisenerfahrung zu Genesungsbegleiterinnen und -begleitern.

Dieses neue Vorhaben hatte seinen Anfang in einem trialogischen Workshop zwei Jahre zuvor genommen. Dort hatten wir u. a. mit Mitarbeitenden des Pfalzklinikums darüber diskutiert, wie man Patientinnen und Patienten auf dem Weg zu Erholung und Genesung noch besser unterstützen kann – und wie wir Erfahrungsexpertinnen und -experten dabei mitwirken könnten. Über mehrere Zwischenschritte entstand aus diesem Gespräch die erste EX-IN-Ausbildung in Rheinland-Pfalz. 22 Teilnehmende konnten mit Unterstützung der Aktion Mensch e. V. ein Jahr lang an drei Tagen im Monat ihre persönliche Krisenerfahrung, ihr Ich-Wissen, zum Wir-Wissen erweitern. Das Pfalzklinikum übernahm die Verwaltungsarbeit, die mit dem Lehrgang verbunden war, und stellte die Räumlichkeiten und Praktikumsplätze zur Verfügung. Schon damals waren auf unser Betreiben in verschiedenen Kliniken psychiatrieerfahrene Genesungsbegleiterinnen und -begleiter bezahlt tätig. Diese Entwicklung nahm mit dem EX-IN-Lehrgang nun Fahrt auf.

Unser Engagement in der Begleitung von Menschen in und nach seelischen Krisen diente wiederum – neben anderem – zur Begründung für die Zuerkennung des Brückenpreises 2015. Die Auszeichnung wird seit 2008 vergeben und ehrt bürgerschaftliches Engagement, das den Zusammenhalt in der Gesellschaft stärkt. Von Ministerpräsidentin Malu Dreyer überreicht, erhielten wir den Brückenpreis in der Kategorie »Bürgerschaftliches Engagement gegen soziale Benachteiligung, Ausgrenzung und Diskriminierung«. Die vollständige Begründung zitiere ich, weil sie zeigt, was man trotz Psychose, Depressionen und Co erreichen kann:

»Der Landesverband Psychiatrie-Erfahrener Rheinland-Pfalz e. V. (LVPE) ist ein gemeinnütziger, eingetragener Verein für von psychischen Erkrankungen betroffene Menschen. Gegründet aus bestehenden Selbsthilfegruppen in Mainz, Landau und Trier engagiert sich der Verband schon seit 20 Jahren für die Gleichstellung von psychisch und somatisch erkrankten Menschen. Er bietet Betroffenen Beratung und Hilfe an und arbeitet dabei eng zusammen mit der Rhein-Mosel Fachklinik in Andernach, der Rhein-Hessen Fachklinik in Alzey, dem Mutterhaus der Borromäerinnen in Trier und dem Pfalzklinikum für Psychiatrie und Neurologie in Kaiserslautern und Rockenhausen. Der Verband fördert und unterstützt den Einsatz von Genesungshelfern vor Ort und organisiert Fachtagungen zu aktuellen Themen wie Krisenintervention im ländlichen Raum oder zu neuen Wegen der Arbeit mit psychisch Kranken. Er ist aber auch auf der politischen Ebene sehr aktiv und kümmert sich um eine intensive Öffentlichkeitsarbeit.«

Ein bisschen stolz bin ich auch darauf, dass wir 2017, maßgeblich unterstützt von Peter Lehmann und Volkmar Aderhold, gemeinsam mit den ärztlichen Leitungen der Fachkliniken in Klingenmünster, Alzey und Andernach sowie der psychiatrischen Fachabteilung in Ludwigshafen Aufklärungsbögen zu Neuroleptika und Antidepressiva herausgegeben haben. 18 Monate lang haben wir an den Aufklärungsschriften gearbeitet. Erste Konzepte testeten wir bei Professionellen und Betroffenen und ließen deren Reaktionen in den Text einfließen. Soweit mir bekannt ist, war dies weltweit der erste Versuch von Behandelnden und Behandelten, gemeinsam Aufklärung über Psychopharmaka zu leisten. Unsere Broschüren, die wir zuerst in einfache Sprache und dann in neun weitere Sprachen übertragen ließen, befassen sich mit der Wirkungsweise von Neuroleptika und Antidepressiva, mit Nebenwirkungen und dem Reduzieren und Absetzen. Auch über stabilisierende Alternativen informieren wir, und zum Weiterlesen haben wir aktuelle Literatur zusammengetragen.

Nicht immer waren unsere Bemühungen von Erfolg gekrönt. So haben wir uns zwar am Aufbau von vier Ergänzenden unabhängigen Teilhabeberatungsstellen beteiligt, mussten uns jedoch aus dreien wieder zurückziehen, weil wir die damit zusammenhängende Arbeit nicht stemmen konnten. Aktuell gibt es noch eine EUTB-Stelle, die wir gemeinsam mit der Tochtergesellschaft des Pfalzklinikums »Gemeindepsychiatrisches Zentrum Vorderpfalz GmbH« (GPZ) in Landau führen.

Auch wenn wir nicht überall, wo wir mitwirken und mitsprechen, prägend sein können, bin ich rundum zufrieden mit dem, was uns in den vergangenen knapp dreißig Jahren im Interesse psychisch beeinträchtigter Menschen gelungen ist. Auch ich habe so viel mehr erreicht, als ich mir zu Beginn meines Selbsthilfeengagements je hätte träumen lassen! Wir haben einiges vorangebracht, u. a. die Behandlungsvereinbarung und das Persönliche Budget. Kürzlich erzählte mir ein Vertreter der Bundesrentenversicherung, sie würden Menschen mit psychischen Erkrankungen bei der Reha raten, auch in der Arbeitswelt ganz offen mit ihren Einschränkungen umzugehen. Das würde den Vorgesetzten bzw. Arbeitgebern signalisieren, dass sie damit bewusst umgehen, und das wäre vorteilhaft. So einen offenen Umgang haben wir schon länger propagiert.

Gemeinsam Ideen finden und verfolgen

Horst Harich, Vorstandsmitglied der Deutschen Gesellschaft für Bipolare Störungen und von NetzG

Ich habe Franz bei den Treffen in Mainz kennengelernt, als wir die Gründung von NetzG vorbereitet haben. Dann war ich eine Zeit lang nicht dabei, weil ich zu viel um die Ohren hatte. Vor zwei Jahren bin ich wieder dazugestoßen und dann auch in den Vorstand von NetzG gewählt worden. Franz und ich sind inzwischen intensiv miteinander befreundet. Wir tauschen uns regelmäßig über unsere Ideen aus und haben bereits bei zwei Projekten von NetzG zusammengearbeitet. Bei dem einen ging es um das Vermeiden von Zwang in der Psychiatrie, bei dem anderen darum, wie man die Selbsthilfe in Schwung hält bzw. bringt.

Ich schätze an Franz, dass er offen und ehrlich ist. Auch seine Bereitschaft, neue Sachen auszuprobieren und kreative Prozesse zu befeuern, mag ich sehr. Ich hatte zum Beispiel den Einfall, in einer Langzeitbeobachtung mit der Kamera festzuhalten, wie sich die Selbsthilfe auf ihre Mitglieder auswirkt. Ihm hat der Gedanke gefallen, so etwas zu versuchen, und er geizt dann auch nicht mit eigenen Überlegungen, um so eine Idee voranzubringen.

Ich denke, 70 – 80 Prozent der NetzG-Gründung kann man Franz zurechnen. Er ist sehr gut darin, Leute zusammenbringen, Prozesse zu moderieren und zum Ergebnis zu führen. Ob er eine Führungsperson ist? Schon, ja. Und das braucht es auch. Es braucht jemanden, der Ideen hat oder aufgreift und sie umsetzt.

Das können wir beide gut. Da ergänzen wir uns. Wenn wir ein neues Vorhaben durchdenken, dann sprechen wir darüber und schätzen gemeinsam ein, welches Potenzial das auf der einen Seite hat, aber auch, welches Risiko damit einhergeht, wenn es dumm läuft.

Wenn ich aus unseren Begegnungen eine Szene heraussuchen soll, die man mit »Original Franz-Josef« überschreiben könnte, dann fällt mir z.B. seine jährliche Ansprache zum Selbsthilfetag ein. Dabei ist er immer sehr vermittelnd, aber auch klar auf die Ziele des Tages ausgerichtet. Er kann gut reden. Er ist ruhig, er kann strategisch denken. Und, ja, durchsetzen kann er sich auch.

Ich denke, Franz-Josef taugt durchaus zum Vorbild. Seine Geschichte kann vermitteln, dass es möglich ist, mit einer psychischen Erkrankung zu leben und doch auch ein Lebensziel zu verfolgen.

Mehr Alltag ...

Vor drei Jahren habe ich mich aus dem Vorsitz des Landesverbandes, der ja jetzt NetzG Rheinland-Pfalz heißt, zurückgezogen. Dass ich danach nur noch zweiter Vorsitzender war und nun lediglich stellvertretender Kassenwart bin, hat mir nichts ausgemacht, zumal ich vorher einen Nachfolger aufgebaut und eingearbeitet habe. Und ich bin ja nach wie vor Vorsitzender unseres Bundesnetzwerks Selbsthilfe seelische Gesundheit, NetzG. Außerdem arbeite ich noch im Betroffenen-Beirat des neuen Deutschen Zentrums für Psychische Gesundheit, DZPG, mit und bin vor Kurzem als Betroffenenvertreter in den Verwaltungsrat der Pfalzklinik berufen worden. Das muss langen. Mit Ende sechzig kann man eben nicht mehr auf allzu vielen Hochzeiten tanzen. Das sagt mir meine Selbstfürsorge.

Mein Bewusstsein dafür, dass unser Leben nicht ewig währt

und wir achtsam mit unserer Gesundheit umgehen müssen, wurde mit dem Tod der Eltern noch einmal geschärft. Mein Vater ist zum Jahreswechsel 2014/2015 gestorben. Er ist morgens einfach nicht mehr aufgestanden. Erst zwei Tage zuvor hatte ich meine Eltern besucht und dabei auch mit ihm gesprochen. Zur Beerdigung ihres Großvaters brachte meine Tochter ihren kleinen Sohn mit, das erste und einzige Mal, dass ich mein Enkelkind gesehen habe. Etwas später erlitt meine Mutter einen Schlaganfall und zog dann in ein Altenpflegeheim. Ich habe sie regelmäßig dort besucht, bis sie 2018 gestorben ist.

Als sie alt geworden waren, hatten meine Eltern Vorsorge für den Fall ihres Todes getroffen, mit uns Kindern darüber gesprochen, wie das Erbe verteilt werden sollte. Sie waren mit sich und mit uns im Reinen und deswegen war ich wohl traurig, dass sie tot waren, aber ich konnte sie gehen lassen.

Auch ich habe inzwischen Vorsorge getroffen, mein jüngster Bruder und mein alter Freund Erwin haben eine Generalvollmacht für alle Fälle, in denen ich nicht mehr selbst für mich bestimmen kann. So bin ich vorbereitet, wenn auch noch nicht bereit, zu gehen. Mein Alltag ist inzwischen auch jenseits der Selbsthilfeaktivitäten so vielfältig und erfüllend geworden, dass ich noch auf ein paar gute Jahre hoffe, in denen ich das Leben genießen kann.

Ich verreise jetzt wieder mehr mit Freundinnen und Freunden. Vor drei Jahren war ich mit ein paar Menschen aus dem Wanderverein in Griechenland, vergangenes Jahr sind wir sogar kurz hintereinander nach England geflogen und dann mit dem Auto nach Italien und Frankreich gefahren. An meinem Geburtstag, Anfang Juni, wanderten wir auf dem Salzpfad in Cornwall und teilten uns ein kleines festliches Picknick mit Sekt in schönster Landschaft.

Vor den Reisen bin ich immer etwas nervös, das muss ich zugeben. Ich brauche Struktur und muss alles im Griff haben. So mache ich mir viele Gedanken: diese Eventualität, jene Eventualität, dies musst du mitbedenken und das. Ich habe immer schon zwei Tage vorher alle Sachen eingepackt. Trotzdem bin ich manchmal so unruhig, dass ich nachts wach werde und nicht wieder einschlafen kann. Aber bisher ist immer alles gut gegangen, und wir haben uns ausgezeichnet verstanden und Spaß gehabt.

Mit einigen Wanderfreundinnen und -freunden treffe ich mich auch regelmäßig zu Spielenachmittagen. Zu viert spielen wir alle 14 Tage Schach, Rummy Cup und Skat. Abends ab halb sieben lassen wir das Ganze dann bei einem Essen und einer Flasche Wein ausklingen. Manchmal lade ich auch einzelne Leute zum Essen zu mir ein. Es gibt da den Wanderfreund Reinhold, der mich mit anspruchsvollen Wünschen zu Hochleistungen anstachelt. Für ihn habe ich mich zum ersten Mal an Königsberger Klopse gewagt, später auch an Rouladen. Dazu gibt es natürlich noch Vorspeisen, Beilagen und Desserts. Demnächst treffen wir uns wieder. Da hat er schon seine Ansage gemacht: Er hätte gern vorweg pochierte Eier mit Lachskaviar und Toast, als Hauptspeise selbst gemachte Kässpätzle und zum Nachtisch Vanillepudding mit Erdbeeren und Mandeln. Dazu trinken wir edlen Wein, Sekt und Espresso. Der Deal ist: Ich koche, und er bringt alle Zutaten mit. Ich bin ja finanziell nicht so üppig ausgestattet.

Dass ich mit verhältnismäßig wenig Geld auskommen muss, ist etwas, was mich mit den Jahren immer weniger stört. Ich erinnere mich durchaus noch an meine Freude und den Stolz darauf, ein sehr gut bezahlter Manager zu sein. Aber das ist lange her. Die Tätigkeit, die ich inzwischen ausübe, bringt außer ein paar Aufwandsentschädigungen nicht viel ein und meine Rente ist bescheiden. Doch mir geht kaum etwas ab. Ich kann lecker kochen und essen, mit Freunden mal auf ein Glas ausgehen, es gibt bezahlbare Konzerte. Ich lese gern und kann Bücher ausleihen. Für gelegentliche Touren, bei denen Bahn und Bus nicht weiterhelfen, reicht ein Leihauto.

Mit Ossy und unserem ebenfalls psychiatrieerfahrenen Freund Rainer koche ich regelmäßig ein Zwei-Gänge-Essen für den Sozialhilfesatz von 3,80 Euro pro Person. Das ist eine kleine Herausforderung, die mir Spaß macht. Mal ist das Essen ein bisschen teurer, beim nächsten Mal gleichen wir es dann wieder aus, im Durchschnitt schaffen wir die 3,80 Euro pro Person. Nächste Woche gibt es zum Beispiel Fisch mit Pellkartoffeln und Salat.

Da Rainer kein Vergnügen am Kochen hat – und auch nicht so viel Talent dafür –, kauft er mittlerweile immer ein. Ossy und ich übernehmen dann die Zubereitung des Essens. Da geht mit wenig Geld wirklich einiges! Und nebenbei kann ich so auch weitergeben, was mir selbst mal geholfen hat: Empathie mit anderen, Empowerment durch freundschaftliches gemeinsames Tun! Rainer ging es nämlich vor Jahren gar nicht gut. Durch die regelmäßigen Koch-Termine, für die er mit der Zeit einen Teil der Verantwortung übernommen hat, ist er wieder selbstständiger und selbstbewusster geworden. Neulich hat er, zum ersten Mal seit Jahren, seinen Geburtstag mit anderen gefeiert. Dazu hat er sich mit seinen Nachbarn zusammengetan. Er hat das Fleisch für den Grill, den Sekt und die Kohle organisiert – und selbst einen Kartoffelsalat gemacht. Anschließend war er stolz und froh. Dass ich ein wenig dazu beigetragen habe, ist wiederum für mich eine Freude.

... und Liebe

Großen Auftrieb gibt mir auch die Tatsache, dass ich seit Sommer 2022 wieder eine Partnerin an meiner Seite habe. Das kam so: Ich hatte mir im Juni das 9-Euro-Ticket gekauft und wollte es ausprobieren. Also setzte ich mich in den Zug und fuhr nach Koblenz. Außer mir waren auch noch sehr viele Leute unterwegs, vermutlich ebenfalls mit dem günstigen Ticket. Als ich in

Koblenz ausstieg, stauten sich auf dem Bahnsteig die Reisenden auf dem Weg zum Ausgang. Eine Touristin kam auf mich zu und fragte mich auf Englisch etwas. Ich bin in Fremdsprachen ja alles andere als firm, und so konnte ich nur erahnen, dass sie mich nach irgendeiner Möglichkeit zur Weiterfahrt fragte. Ich suchte gerade ein paar Brocken Englisch zusammen, als Sigrid sich einschaltete. Wir kannten uns da noch nicht, aber sie hatte wohl meine Not wahrgenommen und half mit ihrer außerordentlich guten Sprachkenntnis aus. Ihre zupackende Art gefiel mir. Als sich der Bahnsteig geleert hatte, standen wir immer noch da und grinsten uns an. Nachdem wir festgestellt hatten, dass wir beide die Stadt anschauen wollten, taten wir uns kurzerhand zusammen. Sie kannte Koblenz noch gar nicht, ich war schon häufiger hier gewesen, und so zeigte ich ihr ein paar Sehenswürdigkeiten. Wir flanierten am Rheinufer entlang und verbrachten schließlich den ganzen Tag zusammen. Dabei ging uns zu keinem Zeitpunkt der Gesprächsstoff aus.

Schon an diesem ersten Tag erzählten wir einander einiges aus unserem Leben. Ich mochte ihre Ehrlichkeit und wie offen sie mir mit meiner Psychiatriegeschichte begegnete. Sie meinte, sie hätte in ihrem Umfeld auch einige Menschen, die schon psychische Krisen erlebt hatten, wenn auch vielleicht keine psychotischen. Egal, es komme auf den Menschen an, nicht auf irgendwelche Diagnosen.

Ich wiederum erfuhr, dass Sigrid nach einem Studium zahlreiche hochinteressante Berufe ausgefüllt und Aufgaben bewältigt hat. Sie lebt in Hessen, ist geschieden, Mutter und Großmutter, und hat zudem einen Humor, der trefflich mit meinem harmoniert. Ich war spontan begeistert. Diese Frau hatte mir der Himmel geschickt! Sie schien auch mich zu mögen, und so tauschten wir am Ende eines wunderbaren Tages unsere Kontaktdaten aus und telefonierten bzw. chatteten in den nächsten zwei Wochen regelmäßig miteinander. Dann trafen wir uns auf der documenta in Kassel, und als auf diese Weise eine Vertrauensbasis geschaffen war, lud ich Sigrid zu mir nach Trier ein.

Jetzt sind wir schon über ein Jahr zusammen. Ich genieße die Zweisamkeit mit ihr. Wir sehen uns jedes Wochenende, besuchen uns abwechselnd. Sie kennt inzwischen fast alle meine Freunde und Mitstreiterinnen, hat mich auch schon zu Tagungen begleitet. Gerade waren wir ein paar Tage in Berlin zum Selbsthilfetag. Umgekehrt nehme ich auch Anteil an ihren vielfältigen Aktivitäten, zu denen ebenfalls ehrenamtliches Engagement zählt. Ich mag es, dass sie so eigenständig ist. Auch ihre Familie habe ich schon kennengelernt. Ihre Kinder akzeptieren und mögen mich, und da ich selbst ein ziemlich verspielter Typ bin, komme ich auch mit den Enkelkindern bestens klar. Sie freuen sich über den zusätzlichen Opa. Ich bin glücklich über diese Erfahrung, die mir mit meiner eigenen Familie ja leider fehlt.

Natürlich waren Sigrid und ich auch schon zusammen im Urlaub. Wir haben Radtouren gemacht, und wie das Schicksal es will, Sigrid wandert ebenfalls sehr gerne. So hat sie mich bereits das eine oder andere Mal auf den Touren unseres Wandervereins begleitet. Und ich bin in Hessen mit ihr gewandert, sie hat dort ebenfalls eine Gruppe. Einmal habe ich ihre Wanderfreundinnen und -freunde auf eine Tour an der Mosel eingeladen. Es passt einfach alles! Wir tauschen uns über Bücher aus, besuchen zusammen Konzerte und lachen viel miteinander.

Schon bevor ich Sigrid kennenlernte, gefiel mir mein Leben gut. Aber jetzt kann ich sagen: Auf dem Barometer meines Glücks ist der Zeiger weit über »schön« hinausgewandert. Ich lebe jetzt 120 Prozent!

Eng verbunden

Erwin Feider, ein langjähriger Freund

Franz-Josef und ich haben uns 1977 über das Fußballspielen kennengelernt. Ich habe ihn immer als tollen Kameraden erlebt.

Als er später nach Köln zog, sind wir lose in Verbindung geblieben, aber ich habe seine Frau und seine Kinder nie kennengelernt. Nachdem er krank geworden war, kam er zurück in den Hunsrück und hat dann verstärkt den Kontakt zu mir gesucht. Ich habe mich sehr darüber gefreut. Hin und wieder sind wir zusammen zu unserer ehemaligen Fußballmannschaft gefahren und haben uns ein Spiel angeguckt, auch öfter mal im Fernseher. Mir war es wichtig, ihn zu unterstützen und wieder mehr ins Alltagsleben einzubeziehen. Ich hatte keine Probleme damit, dass er in der Psychiatrie gewesen war. Schließlich hatte ich eigene Erfahrungen damit. In meiner Jugend litt ich über Jahre an einer Form von Narkolepsie, die lange nicht genau diagnostiziert werden konnte. In dieser Zeit hatte ich viele Ärzte, Krankenhäuser und psychisch kranke Menschen kennengelernt.

Trotzdem konnte ich nicht immer ermessen, wie schlecht es Franz-Josef tatsächlich ging. Er hatte ja vieles verloren, seine Kölner Familie, den Kontakt zu den Kindern, seine Arbeit, viele Freunde und seine Gesundheit. Das hat wohl auch dazu geführt, dass er seinem Leben einige Male ein Ende setzen wollte, wie er mir einmal anvertraute. Zum Glück war er doch bereit, Hilfe von Ärzten und Therapeuten anzunehmen. Er hatte wohl auch eine gewisse Resilienz, die ihm geholfen hat, sein Leben neu und gut zu gestalten. Das habe ich sehr an ihm bewundert. Ich habe versucht, ihn aus dem Hintergrund zu unterstützen. Als gute Freunde konnten wir uns gegenseitig Tag und Nacht anrufen, wenn einer von uns in Not war. Franz-Josef war auch immer für mich da.

Als ich noch in Trier wohnte, haben wir uns öfter mal auf ein Glas Wein oder Bier getroffen, dabei hat er mir nach und nach seine ganze Lebensgeschichte anvertraut. Manchmal gab es auch Unstimmigkeiten zwischen uns, aber wir haben uns immer wieder zusammengerauft und waren wieder auf einer Wellenlänge. Schwierig wurde es für mich immer, wenn er seine manischen Phasen hatte. Ich wusste dann nicht, wie ich mich verhalten soll. Aber ich habe großen Respekt davor, dass er es zuletzt schaffte, sich selbst in eine Klinik einzuweisen, bis es ihm wieder besser ging. Ich bin stolz darauf, sein Vertrauen zu haben. Er hat mir vor längerer Zeit einen Schlüssel seiner Wohnung gegeben und mir zusammen mit seinem jüngeren Bruder eine Generalvollmacht erteilt, für den Fall, dass er mal nicht mehr allein über sich entscheiden kann.

Lange wusste ich schon, dass er erster Vorsitzender des Landesverbandes der Psychiatrie-Erfahrenen Rheinland-Pfalz (heute: NetzG Rheinland-Pfalz e. V.) ist. Im Jahre 2015 fragte er mich, ob ich ihn in dieser Arbeit unterstützen möchte. Ich wurde dann zum Kassenwart gewählt und bin bis heute im Verein geblieben. Auch wenn sich im Verein einiges geändert hat, arbeiten wir immer noch gut zusammen.

Über Franz-Josef kann ich abschließend sagen, dass er ein sehr sozialer und herzensguter Mensch ist. Er hat kleine Schwächen wie jeder Mensch, aber er ist ehrlich, kann gut zuhören und hat die Gabe, mit Menschen wertschätzend und verständnisvoll umgehen zu können. Zudem hat er es geschafft, trotz aller Hindernisse und Probleme in seinem Leben Zufriedenheit und Lebensfreude auszustrahlen. Ich bin nach wie vor stolz darauf, einen so guten Freund zu haben.

Eine Heldenreise?

Wenn ich nun mein Leben nicht zuletzt als eine Recoverygeschichte erzählt habe, denkt vielleicht der eine oder die andere: Naja, er ist aber doch auch immer wieder in Krisen geraten, und war er nicht sogar in den vergangenen Jahren immer mal wieder in einer Klinik? Ja, das stimmt, aber in der Psychiatrieerfahrenenszene wird der Begriff ja eben nicht so kurz gedacht und verstanden wie in weiten Teilen der Psychiatrie: Symptome weg, keine Krisen mehr – gesund.

Ich habe im Verlauf des Buches von Frank Rettweiler berichtet, der auf anrührende und anregende Weise den »Weg aus der Unheilbarkeit« in zwölf Schritten beschrieben hat. Seine Wegmarken – »Sinn und (Be-)Deutung«, »Beziehungen und Zugehörigkeit«, »Akzeptanz«, »Achtsamkeit«, »Selbstwert«, »Identität«, »Werte und Haltung«, »Denkmuster und Überzeugungen«, »Perspektivwechsel«, »Selbstmotivation«, »Selbstwirksamkeit« und »Krisenkompetenz« – habe ich auf meinem Lebensweg selbst passiert und die Stationen so verinnerlicht, dass ich davon auch auf Tagungen erzählen konnte, wenn der Urheber nicht selbst anwesend war.

Leider hat Frank sich 2017 das Leben genommen. Trotzdem stimmt, was er über das Recoverykonzept geschrieben hat, es ist für ihn und für viele andere wahr geworden. In einem Aufsatz, den wir in unserem »Leuchtfeuer« 19 im Jahr 2015 abgedruckt haben, schreibt Frank:

»Wir sollten akzeptieren, dass unser vermeintlich stolzes Schiff unwiederbringlich gesunken ist. In unserer Not brauchen wir Hoffnung, Zuversicht und Durchhaltevermögen. Recovery ist die nun folgende Heldenreise in ein unbekanntes Terrain. Wenn wir die Herausforderungen bestehen, werden wir nicht mehr die Gleichen sein wie vor dem psychischen Sturm. Wir werden gewachsen sein, verwandelt. Und wir werden aufgrund unserer Erfahrung in der Lage sein, anderen zu helfen, die in Seenot sind.«

Frank hat Letzteres mit seiner therapeutischen Praxis getan. Ich habe es auf meine Weise versucht. Ganz zu Beginn habe ich bekannt, womöglich einen »Hang zum Höheren« zu haben. Dieser hat sich durchaus nicht nur in Verirrungen gezeigt, sondern war auch ein wichtiger Antrieb, mich nicht mit bloßem Überleben zu begnügen, sondern mich an Herausforderungen zu wagen. Aus den Niederungen des Lebens habe ich stets den Ausweg auf eine höhere Warte gesucht, von wo ich mir einen Überblick, eine Aussicht in die Ferne erhoffte. Denn mein Sinn, meine Berufung war es, Visionen zu spinnen und mit Hilfe anderer an ihre Verwirklichung zu gehen.

Mehrmals bin ich in einen Höhenrausch geraten und abgestürzt. Und nicht immer ist es mir gelungen, mit angeknacksten Flügeln gleich wieder durchzustarten. Das waren die harten, die kargen Wüstenzeiten, in denen ich weder Wert noch Willen, geschweige denn irgendwelche Wonnen spüren konnte. Aber irgendwann hörte ich ihn wieder, zuerst nur leise, diesen Ruf, aufzustehen, mich wieder aufzurichten und loszugehen, Richtung bergauf oder einfach geradeaus, auf jeden Fall mit beiden Füßen auf dem Boden.

Den Begriff des Helden möchte ich nicht für mich beanspruchen. Sicher: Ich bin noch immer stolz und glücklich, wenn ich merke, dass ich anderen etwas geben kann, wenn mein Beitrag etwas bewirkt, einen Unterschied macht. Zugleich weiß ich besser denn je, wie sehr ich selbst auch auf andere angewiesen bin. Und dass nicht der singuläre Erfolg zählt, der Riesen-Baum, der eine Landschaft dominiert, sondern dass es auf das ganze System ankommt. Um im botanischen Bild zu bleiben: Jede Pflanze auf dem Feld ist wichtig, bildet einen Teil des Ökosystems, der mich und andere wachsen und aufblühen lässt.

Für mich war die Selbsthilfe dieses förderliche Biotop. Aber auch reformfreudige Kräfte in Psychiatrie und Politik und einzelne Menschen, die sich für mich interessiert haben, die mir Respekt oder gar Zuneigung entgegenbrachten, haben mein Aufblühen ermöglicht. Sicherlich bin ich auch an manchem Widerstand gewachsen. Und ohne den eigenen Antrieb und eine trotzige Ausdauer wäre wohl alles fruchtlos geblieben. Aber nun: Ich bin aktiv, ich genieße das Leben, ich fühle, ich träume wieder und würde mich freuen, wenn mein Weg – neben anderen – Menschen ermutigt, ihre eigenen Pfade zu suchen, auch und gerade wenn sie die Tour mit ganz anderen Päckchen, Talenten und Zielen antreten.

Wir sehen uns, unterwegs, in den Wanderhütten und vielleicht ja auch am Gipfelkreuz.

Danksagung

An erster Stelle möchte ich meinen Eltern, Johann und Irmgard Wagner, für mein Leben und die Akzeptanz meines außergewöhnlichen Lebenslaufs danken. Beide haben sie mich in dem kleinen Dorf Mandern nach meiner Krise in Köln wieder aufgenommen und bedingungslos unterstützt. Beide haben sich nicht nur um das Kind Franz-Josef gekümmert, sondern nach meinem totalen Absturz auch um den Erwachsenen. Sie sind mir vorbehaltlos mit Empathie begegnet und waren mir immer wieder behilflich – sie waren die Basislager eines Recoveryweges.

Dankbar denke ich auch zurück an meine Kinder- und Jugendzeit mit gleichaltrigen Dorfkindern, mit denen ich auf den Wiesen spielte und im nahen Wald Wiebelschied. Zum Teil habe ich auch heute noch Kontakt zu ihnen, manche haben mir in und nach der Krise geholfen, beruflich wie auch privat wieder Fuß in der Welt zu fassen.

Mein Dank gilt auch meinen zahlreichen Freunden aus den Jahren des psychischen Ausnahmezustandes und der Selbsthilfe. Wir haben schöne Projekte in Trier, Trier-Saarburg, Rheinland-Pfalz und deutschlandweit durchgeführt. Nur durch die Hilfe der Menschen in der Psychiatrie und außerhalb der Psychiatrie konnte viel Positives entstehen, manches ist heute schon beinahe selbstverständlich. Ich bin stolz auf die Menschen, die mich in der Krise unterstützt haben und mich heute bei 120 Prozent Lebensgefühl weiter begleiten. Ich hoffe, ihnen mit meinem Engagement etwas zurückgeben zu können. Einige dieser Menschen werden im Buch genannt, andere wollten nicht erwähnt werden.

Danken möchte ich auch meinen Geschwistern und meinen Kindern für die Zeit, die sie mit mir verbracht haben. Manche Wege sind auseinandergegangen. Meine Tochter gab mir mit der

Himmelbett-Postkarte den entscheidenden Anstoß für meinen Recoveryweg. Mehr kann ein Kind seinem Vater nicht geben.

Ohne das Interesse und die engagierte Arbeit meiner Mitautorin Cornelia Schäfer und meiner Lektorin Karin Koch wäre dieses Buch nicht möglich gewesen. Ihnen sowie allen, die mit Beiträgen, Anregungen, Rat und Kritik dazu beigetragen haben, gilt mein besonderer Dank und meine Anerkennung.

Franz-Josef Wagner

Franz-Josef Wagner mit Cornelia Schäfer
Hinfallen, Aufstehen, Weitergehen
Recovery durch Selbsthilfe

PARANUS im Psychiatrie Verlag
1. Auflage 2024
ISBN Print: 978-3-96605-226-9
ISBN E-Book (PDF): 978-3-96605-269-6
ISBN E-Book (EPub): 978-3-96605-270-2

Bibliografische Information der Deutschen Nationalbibliothek
Die Deutsche Nationalbibliothek verzeichnet diese Publikation
in der Deutschen Nationalbibliografie;
detaillierte bibliografische Daten sind im Internet über
http://dnb.d-nb.de abrufbar.

Lektorat: Karin Koch, Köln
Umschlagkonzeption und -gestaltung: Michael Schmitz, Arnbruck,
www.grafikschmitz.de, unter Verwendung eines Bildes Verena Diewerge, Köln
Typografiekonzeption: Iga Bielejec
Satz: Psychiatrie Verlag, Köln
Druck und Bindung: Plump Druck & Medien, Rheinbreitbach